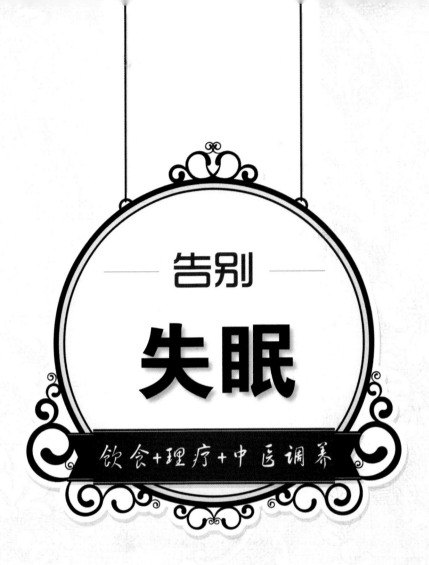

告别

失眠

饮食+理疗+中医调养

赵春杰　主编

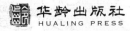

华龄出版社

HUALING PRESS

责任编辑：郑建军

责任印制：李未圻

图书在版编目（CIP）数据

    告别失眠 / 赵春杰主编． -- 北京 ： 华龄出版社，

2020.1

    ISBN 978-7-5169-1492-2

    Ⅰ．①告… Ⅱ．①赵… Ⅲ．①失眠－中医治疗法

Ⅳ．① R277.797

    中国版本图书馆 CIP 数据核字（2019）第 246903 号

书　　名：告别失眠

作　　者：赵春杰

出 版 人：胡福君

出版发行：华龄出版社

地　　址：北京市东城区安定门外大街甲 57 号　　邮　　编：100011

电　　话：010-58122246　　　　　　　　　　　传　　真：010-84049572

网　　址：http://www.hualingpress.com

印　　刷：德富泰（唐山）印务有限公司

版　　次：2020 年 1 月第 1 版　　2020 年 1 月第 1 次印刷

开　　本：710×1000　　1/16　　　　　　　印　　张：14

字　　数：200 千字

定　　价：68.00 元

第一章　失眠常识须知

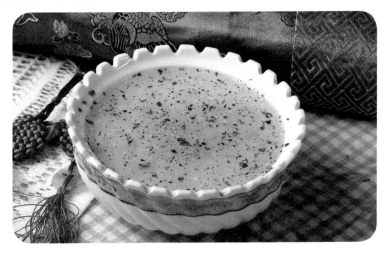

第一节　助眠新鲜菜蔬

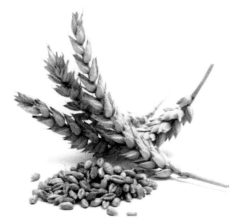

第二节　助眠安神的谷薯豆类

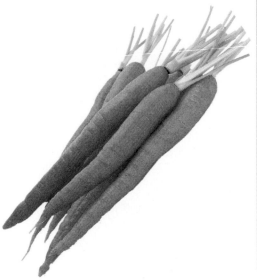

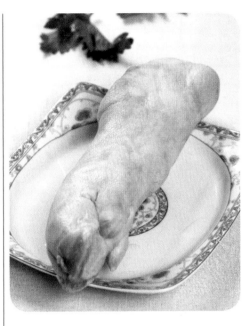

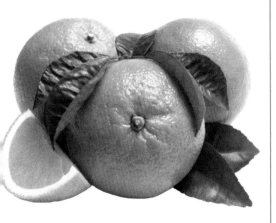

| 第三章 | **寓药于食——治疗失眠有奇效** |

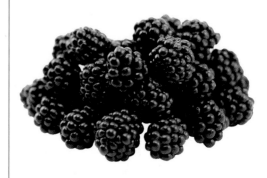

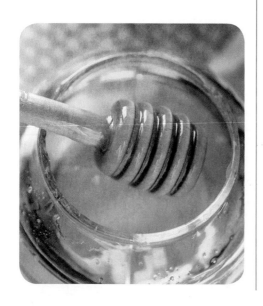

第四章　穴位外治——一穴制胜治失眠

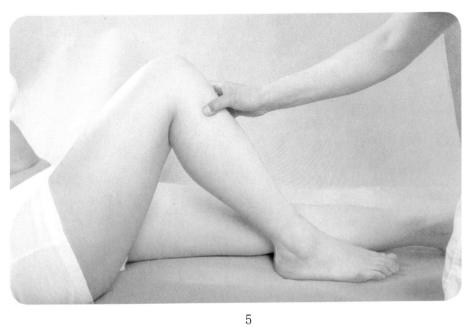

第五章　内调外治——中医全面调理七大类失眠

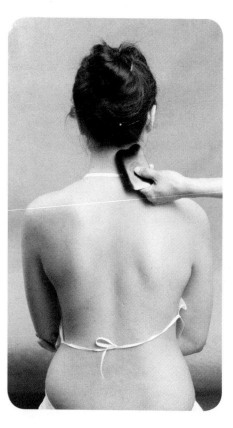

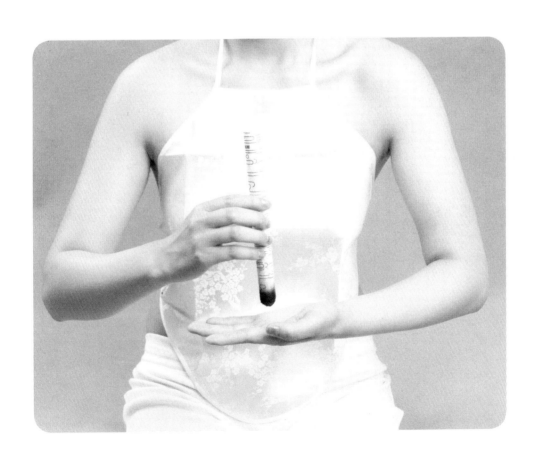

第一章

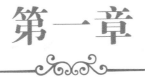

失眠常识须知

失眠指各种原因引起的入睡困难、睡眠深度或频度过短（浅睡性失眠）、早醒及睡眠时间不足或质量差等。临床以不易入睡、睡后易醒、醒后不能再寐、时寐时醒，或彻夜不寐为其证候特点，并常伴有日间精神不振、反应迟钝、体倦乏力，甚则心烦懊恼，严重影响身心健康及工作、学习和生活。

第一节 中医学对失眠的认识

1. 失眠，中医学又称"不寐""目不瞑""不得眠"等。对于失眠的病因，中医理论认为是因为"阳不入阴"而导致的。在中医理论里，凡是运动着的、外向的、上升的、温热的、明亮的事物都属于"阳"，凡是静止的、内守的、下降的、寒冷的、晦暗的事物都属于"阴"。在这里，"阳不入阴"是指人体的精神总是处于兴奋状态，不能够抑制下来，在该安静的时候不能安静下来，在该睡觉的时候不能够入睡。

2. 明代医家张景岳在《景岳全书》中指出失眠的病因有虚实两种情况："不寐证虽病有不一，然惟知邪正二字则尽之矣。盖寐本乎阴，神其主也。神安则寐，神不安则不寐；其所以不安者，一由邪气之扰，一由营气之不足耳。有邪者多实，无邪者皆虚。"他这句话的意思是，失眠的原因不外乎

两种：一种是由于人体体质比较虚弱（主要是阴血不足），不能够正常地入睡；另外一种是由于外部的邪气太强，比如说平时摄入太多的食物，导致食物残留于体内，或体内有瘀血，这些均可导致失眠。

3. 与失眠有关的脏腑：心、肝、肾、胆、胃等多个脏器。

（1）心是主管人的心理活动以及人的精神的，所以心火太大，或者心脏内的血液不足的话，都可以导致失眠。

（2）肝脏是调节人的情绪的，如果人的情绪总是处于抑郁状态的话，肝脏的功能就会受到影响，那么，肝脏就会反过来作用于人的情绪，导致情绪越来越压抑，人就会受到影响，压抑太久，人就会不由自主地发火，导致失眠。

（3）肾主要是制约心火的，如果肾中的津液不足，就不能够抑制心火的亢盛，所以就会出现失眠。

（4）在中医理论里胆的主要作用是主管人做决断的能力，如果一个人胆气不足（胆小），做事情就会犹犹豫豫、优柔寡断，而这样的人就容易患失眠的毛病。

4. 中医里有句话叫"胃不和，则卧不安"。意思就是，胃里有太多的食物会影响睡眠，胃里的食物不够也会影响睡眠。简言之，就是太饿了会失眠，

太饱了也会失眠。

5.根据中医的辨证论、治理论，失眠分为以下五型：

（1）肝郁化火：此型多突然发病，往往由生气、恼怒或长期情绪抑郁引起。此型患者一般性情急躁，容易生气。这类失眠表现为入睡困难，且睡眠时间少，甚至整夜不能入睡。还有眼睛发红，自觉耳鸣（声音较大），嘴里总是觉得苦，早晨起来明显容易口渴，喜欢喝凉的东西，大便干，小便发黄。

（2）痰热内扰：此型常由于饮食不节制，暴饮暴食，摄入大量高热量、难消化的食物，或经常喝酒，导致肠胃受热。表现为入睡困难，感觉头晕，头部沉重，胸闷，恶心，心烦，不想吃东西，老是感觉肚子胀，大便很臭，且不畅通。

（3）阴虚火旺：多因体质虚弱，或者纵欲过度，遗精等导致。表现为心烦，入睡困难，手脚心热，睡觉时老出汗，耳鸣（声音较低），健忘。

（4）心脾两虚：多见于老年人，或大病之后，或长期受慢性病的困扰。表现为多梦易醒，头昏眼花，肢体乏力，面色发黄且没有光泽。

（5）心胆气虚：该型患者平时就胆小，容易受惊。发病时往往由于突然受惊，或突然听到剧烈的声响，或看到了恐怖的情景，或遇到了一些突发的事情。表现为经常噩梦，容易惊醒，

胆小，心慌，遇事害怕。

第二节 引起失眠的原因

心理压力过大、环境改变以及服用某种药物都可能引发失眠。

心理因素

1.怕失眠。怕失眠是一种心理上的隐忧，主要表现是夜里一上床，精神就集中在担心睡不着或者尽量让自己尽快入睡上，使本应处于抑制状态的脑细胞因焦虑而处于兴奋状态，导致失眠。

2.怕做梦。不少失眠症患者不能正确看待做梦，认为做梦是睡眠不好的表现，对身体有害。有人甚至认为多梦就是失眠，这种错误观念往往使人焦虑，导致失眠。

3.兴奋。指因为某人或某事使大脑皮质进入兴奋状态，相应器官或身体其他部位的活动性增加，从而出现迟迟难以入睡或入睡后早醒的现象。

4.心理创伤。有的曾经受到某种和黑暗有关的心理创伤，会出现怕黑、夜晚难以入睡的症状。继续受到类似的刺激后，症状会更为明显。

5.突发刺激。指在受到突发事件的刺激后，不能做出正确的调整，晚上睡觉时因左思右想而难以入睡。

疾病因素

1.精神疾病。主要有精神分裂症、情感性精神障碍、反应性精神病、神经症中的神经衰弱、抑郁性神经症、焦虑性神经症和偏执性精神病等。

2.病理性疾病。中枢神经系统疾病可以影响脑功能，造成失眠；呼吸系统、泌尿系统、消化系统疾病造成的疼痛、痒、麻、咳嗽、心慌、气短、抽搐等，也会干扰睡眠，造成失眠。

药物因素

饮酒、药物滥用、药物依赖及戒断症状均可导致失眠多梦。常见的药物有兴奋剂、镇静剂、甲状腺素、避孕药、抗心律失常药等。

环境因素

1.社会环境。因出差、旅游、探亲、异地求学过程中，气候、环境、饮食以及时差、工作压力等因素造成失眠。

2.自然环境。气温突然升高或者降低、长时间的降雨或者持续干旱，会使人易患各种疾病，并诱发失眠。附近高频率的机器噪声、快节奏的音乐，会使人的神经处于紧张、兴奋的状态，影响自主神经和内分泌系统的功能，从而出现不同程度的头痛、头晕、耳鸣和失眠。此外，在卧室内摆放不利于睡眠的花卉，房间装修的色彩，光线过强，通风不畅，床垫过软或者过硬，枕头过高或者过低，都会

引起入睡困难。

需要注意的是，不同的人对环境的适应性也不同。有的人环境适应性强，有的人则非常敏感。老年人对环境的改变比年轻人更敏感，因此比较容易受到上述因素的影响，从而引起失眠或加重失眠。

第三节 易患失眠的主要人群和原因

适量的运动、合理的饮食、规律的睡眠有助于远离失眠的困扰。而高强度的脑力劳动、睡眠透支等都是导致失眠的因素，因此失眠的发生具有代表性、群体性。

易患失眠的人群

1.吸烟、喝酒者。即使少量的酒精，也会对人的睡眠产生影响。多数酒后入睡的人，往往在后半夜2~3点醒来，之后便再也无法入睡。这是因为酒精激活交感神经，使深度睡眠期的时间减少。烟草中的尼古丁有类似咖啡因的兴奋作用，可增加肾上腺素的释放，刺激中枢神经系统。睡觉前1小时吸烟，后半夜往往醒来，难以再入睡。

2.倒班工作者。大多数人对于倒班工作很不适应，因工作时间和正常的作息时间不一致而产生的失眠称为"倒班工作睡眠障碍"。人体的生物钟适应倒班有一个过程，往往需要一周

的时间。

3.出差、旅游者。出门在外，饮食、作息时间往往没有规律，生活节奏被打乱，会导致睡眠紊乱，想睡觉的时候睡不着，不该睡觉的时候想睡觉，因此，罹患失眠症的概率大大增加。

此外，白领、脑力劳动者的失眠发病率也比其他人群高。

老年人易患失眠的原因

年龄和失眠有一定关系，但没有必然联系。一般来说，人进入老年阶段后，睡眠模式逐渐发生变化，表现为夜间睡眠浅而容易惊醒，睡眠中多次出现短暂的觉醒或早醒，睡眠质量下降；有的老年人睡眠时间提前，表现为早睡早醒；也可能出现分阶段睡眠模式，即睡眠时间在昼夜之间重新分配，夜间睡眠减少，白天瞌睡增多，经常小睡，因此在一天之内的总睡眠时间并不减少。这说明老年人获得深度睡眠和长时间睡眠的能力下降，而不是睡眠时间减少。

老年人的失眠比例比较高，就是由于老年人的深度睡眠时间减少和多梦，造成睡眠质量下降所致。但不是所有老年人都失眠，这可能与其他因素（如生活方式、心理状态、健康情况）有关，应积极寻找失眠的原因，对症治疗，而不要一味归咎于年龄。

脑力劳动者易失眠的原因

白领、脑力劳动者容易患失眠症，失眠人数占我国总失眠人数的60%以上。主要原因有以下几点。

1.用脑时间过长。由于神经系统长时间处于紧张状态，大脑释放的兴奋物质过多，脑细胞过于兴奋而导致神经系统超负荷工作。这种兴奋状态使大脑难以得到正常的修复和抑制，因此容易患上神经衰弱和失眠症。

2.深夜工作的习惯。不少白领还有深夜工作的习惯，甚至为了工作而通宵达旦。长期晚睡早起，加之没有午睡习惯，生物钟紊乱，更容易导致失眠。

3.饭后立即投入工作。这种做法是不符合用脑卫生的。这是因为饭后胃肠道的血液供应增加，脑部的血液供应便相对减少，而大脑对血液供应十分敏感，所以饭后立即用脑容易引起失眠症。

4.工作压力过大。紧张而繁重的工作任务使白领们经常需要加班加点，导致不能正常休息。所以第二天困倦不已，不愿起床，又常常为怕上班迟到而不吃早饭。这样临近中午时往往感到浑身无力，注意力分散。久而久之，会因脑部糖原及氧气供应不足而导致失眠。

第四节 失眠的危害

睡眠是维持生命的极其重要的生理功能，犹如水、食物一样对人必不可少。许多人错误地认为失眠障碍不会影响人的健康，从而延误治疗。殊不知长期失眠大脑功能就会紊乱，对身体造成多种危害，严重的可以导致精神病。长期失眠的危害主要表现为：

1. 睡眠不足引发疾病。睡眠不足，可刺激胃腺，减少胃部血流量，降低胃的自我修复能力，使胃部黏膜变薄，从而增加胃溃疡和癌细胞生长机会，易引发胃病及癌症等疾病。

2. 癌变细胞是在分裂中产生的，而细胞分裂多半是在人的睡眠中进行的。一旦睡眠规律紊乱，睡眠不足，就会影响正常细胞分裂，有可能导致细胞突变，产生癌细胞。

3. 经常睡不好会带来压力。而人在压力下所分泌的激素则会使人长粉刺、面疮、斑点等。严重失眠还会使人降低抗病毒能力，引起脱发、掉牙及牙龈炎、牙周炎等疾病。

4. 失眠有损大脑智力。经常失眠、长期睡眠不足或质量太差，可损伤大脑功能，以使脑细胞衰退老化加快，并引发神经衰弱、脑血栓、中风等脑血管疾病。睡眠不好，会导致精神不振，无精打采，头昏脑涨，智力、记忆力下降，反应迟缓，思维迟钝，语言不清，思路不明，情绪消沉，精力无法集中，动作无法协调，降低工作效率。

5. 失眠致衰老。曾经以一批年龄18～27岁身体健康的青年人进行试验：每晚只睡4小时，6天后对身体的各项指标进行测试，发现他们的新陈代谢和内分泌与60岁以上老人相似；后6天每晚睡12个小时，以补足前6天的睡眠不足，结果发现，他们的各项指标又恢复到年轻人的状态。

研究表明，失眠者每天的衰老速度是正常人的几倍。一天睡眠不足，就可导致第二天的免疫力下降。其中78%的人呈大幅度下降，而经常失眠者的衰老速度是正常人的2.5～3倍。经常失眠导致神经一直处于紧张兴奋状态而得不到休息，造成各器官超负荷运行而受损，免疫力下降。

第五节 失眠的自我诊断

1. 经常性不能获得正常的睡眠，可表现为不易入睡，或睡而易醒，或时醒时寐，甚或彻夜不寐。轻者入睡困难或睡而易醒、醒后不寐连续3周以上，重者彻夜难眠。

2. 常伴有头痛头昏、心悸健忘、神疲乏力、心神不宁、多梦或反应迟钝等。

3. 发病前可能有情绪不宁或劳倦内伤等病史。

4. 如果有以下症状中的2项以上，那么就要注意了，可能已经患上了失眠：

（1）入睡困难，翻来覆去总是睡不着觉。

（2）不能熟睡，睡眠时间减少，觉得自己睡觉很轻。

（3）早醒，醒后无法再入睡。往往睡了1~2个小时就突然醒来，然后就再也睡不着了。

（4）频频从噩梦中惊醒，感觉整宿都在做噩梦。

（5）睡过之后精力没有恢复，虽然睡了很长时间，但是醒来后还是觉得很累。

（6）容易被惊醒，有的是因为轻微的声音，有的是因为突然的光亮。

（7）白天反应迟钝，无精打采，注意力也不能集中，甚至感觉全身肌肉疼痛。

（8）白天容易打瞌睡，午睡时入睡很容易，而且能睡很长时间（两个多小时）。

（9）以上症状每周至少发生3次，并持续1个月以上。

第六节 失眠的预防

防治失眠，方法很多，可概括为病因防治、心理防治、体育防治、食物防治、药物防治、气功防治、针灸按摩等，概括介绍如下。

病因防治

对于身体因素、起居失常、环境因素等造成的失眠，宜采用病因疗法，即消除失眠诱因。对身患各种疾病从而影响安眠的病人，应当首先治疗原发病，再纠正继发性失眠。

心理防治

平素宜加强精神修养，遇事乐观超脱，不过分追求名利，是避免情绪过激造成失眠的良方。青年人则应学会驾驭自己的情感，放松心态；老年人要学会培养对生活的兴趣，紧凑安排每一天，防止白天萎靡不振。心理治疗常用的方法有自我暗示法。即上床前放松精神，建立自信心，并对自己说："今晚我一定能睡着。"躺好后默念："我头沉了，我疲劳了；我肩沉了，我很累了；我臂沉了，工作完成了；我腿沉了，我要睡了。"长期进行类似训练，可以形成良好条件反射，消除失眠。

体育防治

《老老恒言》中说："盖行则身劳，劳则思息，动极而反于静，亦有其理。"体育锻炼不仅能改善体质，加强心肺功能，使大脑得到更多新鲜血液，而且有助于增强交感—副交感神经的功能稳定性，对防治失眠有良好作用。一般在睡前2小时左右可选择一些适宜项目进行锻炼，以身体发热微汗为度。

药物防治

安眠药物治疗失眠较常用，但一般，不到不得已时不宜使用，或尽量少用。安眠药一经服用往往会产生依赖性、成瘾性，对肝、脑以及造血系统有不良影响，易发生药物中毒反应。安眠药还会打乱睡眠周期节律，影响脑力恢复。所以安眠药偶尔服用、短期用较好。

食物防治

失眠者可适当服用一些有益睡眠的食物，如蜂蜜、桂圆、牛奶、大枣、木耳等，还可配合药膳保健。药膳种类很多，可根据人的体质和症状辨证选膳。常用药膳有：茯苓饼、银耳羹、百合粥、莲子粥、山药牛奶羹、黄酒核桃泥、芝麻糖、土豆蜜膏等。此外，玫瑰烤羊心、猪脊骨汤效果亦好。

气功按摩法

失眠者可于睡前摆卧功姿势。调节呼吸，全身放松，排除杂念，可帮助入静安眠。失眠者亦可躺在床上进行穴位按摩，如按揉双侧内关穴、神门穴、足三里穴及三阴交穴，左右交替揉搓涌泉穴等都有助于催眠。在气功按摩过程中要尽量做到心平气和，思想放松，效果才好。

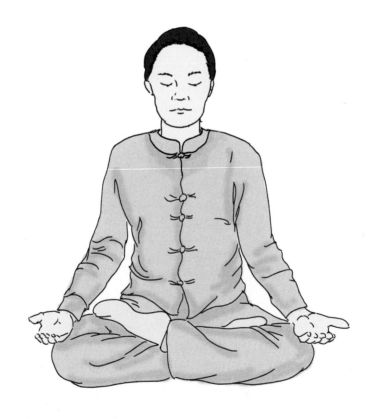

第二章

"吃"出好睡眠
——失眠的饮食调养

第一节　助眠新鲜菜蔬

莴笋

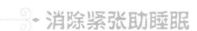

消除紧张助睡眠

别　　名	莴苣、春菜、生笋、茎用莴苣、青笋、莴菜、香马笋。
性味归经	味甘、苦，性凉；归肠、胃经。
建议食用量	每次 100 ~ 200 克。

营养成分

钙、胡萝卜素、维生素 C 和微元素铁、蛋白质、脂肪、糖类、磷、钾和维生素 B_1、维生素 B_2、维生素 PP、苹果酸等。

助眠功效

莴笋含碘量较高，经常食用，有助于消除紧张、帮助睡眠，有利于人体的基础代谢和身体发育。把莴笋带皮切片煮熟喝汤，特别是睡前服用，有助眠功效。

食用功效

莴笋味道清新且略带苦味，可刺激消化酶分泌，增进食欲。其皮和肉之间的乳状浆液，可促进胃酸、胆汁等消化液的分泌，从而促进各消化器官的功能，对消化功能减弱、消化道中酸性降低和便秘的病人尤其有利。

莴笋钾含量高于钠含量，有利于体内的水电解质平衡，促进排尿和乳汁的分泌，对高血压、水肿、心脏病患者有一定的食疗作用。莴笋中含有的碘元素，对人体的基础代谢、心智和情绪都有重大影响。莴笋含有大量植物纤维素，能促进肠壁蠕动，通利消化道，帮助大便排泄，有利于缓解便秘。

良方妙方

神经衰弱、失眠：可取莴笋浆液一汤匙，溶于一杯水中。这类乳白汁液具有镇静安神功能，有一定的催眠治疗效果。

经典论述

1.《日用本草》："味苦，寒平。利五脏，补筋骨，开膈热，通经脉，祛口气，白牙齿，明眼目。"

2.《本草纲目》："通乳汁，利小便，杀虫蛇毒。"

3.《滇南本草》："治冷积虫积，痰火凝结，气滞不通。"

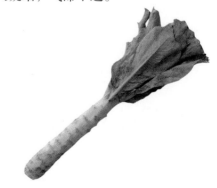

养生食谱

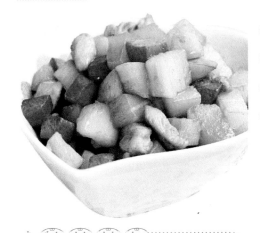

◆ 油泼莴笋

主　料：嫩莴笋500克。

辅　料：葱10克，姜5克，红椒3克，香油3克，食用油适量。

调　料：橄榄油5克，盐5克，生抽10克，花椒3克。

做　法：

1.嫩莴笋去皮切成丝焯水放入盘中。

2.红辣椒顶刀切碎。

3.锅内放少许食用油，煸香花椒和红椒碎，放入葱姜、生抽、香油调成汁淋在青笋上即可。

功　效：消积下气，宽肠通便。

◆ 莴笋胡萝卜

主　料：胡萝卜2根，莴笋1根。

调　料：食用油、葱、姜、精盐、酱油、料酒、水淀粉、香油各适量。

做　法：

1.将去皮莴笋、胡萝卜分别洗净，切成均匀小块，放入开水锅中烫一下，捞出；将葱切段、姜切片备用。

2.炒锅上火，倒入食用油，加热后放入葱、姜，翻炒片刻，将葱、姜拣出，加入清汤。随后把莴笋、胡萝卜倒入锅中，加精盐、酱油、料酒，用大火烧沸后，改用小火把莴笋和胡萝卜煨3～5分钟，再加入水淀粉勾芡，最后淋入香油，出锅即可。

功　效：利膈宽肠，益肝明目。

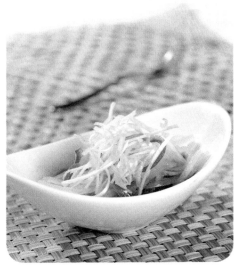

芦笋

消除疲劳缓压力

别　　名	露笋、石刁柏、芦尖、龙须菜。
性味归经	味甘、苦，性凉；归肺、胃经。
建议食用量	100 克。

营养成分

蛋白质、脂肪、碳水化合物、粗纤维、钙、磷、钠、镁、钾、铁、铜、维生素 A、维生素 C、维生素 B_1、维生素 B_2、烟酸、维生素 B_6、叶酸、生物素等。

助眠功效

芦笋中所含的矿物质，可消除疲劳，缓解压力，降低血压，改善心血管功能，增进食欲，提高机体代谢能力，提高免疫力，改善失眠。

食用功效

芦笋味道鲜美，吃起来清爽可口，能增进食欲，帮助消化，是一种很好的绿色食品。经常食用芦笋对高血压、疲劳症、水肿、肥胖等病症有一定的疗效。芦笋中含有较多的天冬酰胺、天冬氨酸及其他多种甾体皂苷物质。天冬酰胺酶是治疗白血病的药物。芦笋中含有丰富的硒，硒能加速人体内的氧化物分解，可抑制恶性肿瘤，可预防肝癌的发生。所含的蛋白质能够修复受损的肝细胞，增强人体免疫力。

食用宜忌

宜食：高血压、高脂血、癌症、动脉硬化患者宜食用；同时也是体质虚弱、气血不足、营养不良、贫血、肥胖和习惯性便秘及肝功能不全、肾炎水肿、尿路结石者的首选。

忌食：患有痛风者不宜多食。

良方妙方

1.膀胱炎：取芦笋根 5 克，每天 2 次，水煎服。

2.高血压、冠心病：鲜芦笋 25 克，水煎服或做菜吃，每日 2 次。

经典论述

1.《饮片新参》："渗湿热，利尿通淋。"

2.《安徽药材》："利湿热，散风火，止血。治痛风、鼻出血、血崩、小便频数短赤、咽痛、耳痛、梦遗。"

3.《药材资料汇编》："治口腔炎症及齿痛。"

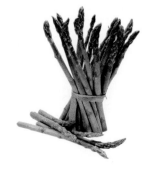

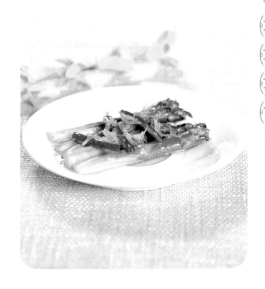

◆ 芹菜芦笋汁

主　料：芹菜1棵，芦笋5根。

辅　料：柠檬汁、蜂蜜各适量。

做　法：芹菜、芦笋分别洗净，切段，放入榨汁机中，加入适量凉开水搅打，调入适量柠檬汁和蜂蜜即可。

功　效：清理肠道，帮助消化。

◆ 米汤干贝扒芦笋

主　料：芦笋300克。

辅　料：干贝35克，红椒丝10克。

调　料：盐3克，小米汤70克，水淀粉15克。

做　法：

1.芦笋去皮改刀洗净焯水，用鸡汤煨制入味后摆放器皿中。

2.蒸好的干贝撕成丝备用。

3.米汤在锅中烧开放入干贝丝加盐、烧开勾芡淋在芦笋上即可。

功　效：宁心安神。

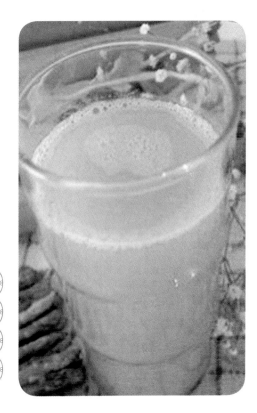

西葫芦

清热除烦缓失眠

别　　　名　搅瓜、白南瓜。

性味归经　味甘、性温；归胃、脾经。

建议食用量　每日用量60克。

营养成分

蛋白质、脂肪、纤维、糖类、胡萝卜素、维生素C、钙等。

助眠功效

西葫芦有清热利尿、除烦止渴、润肺止咳等疗效。对于失眠引起的心烦、焦虑症状有一定的食疗作用。常食能润泽肌肤、清热除烦、提高免疫力，改善失眠症状。

食用功效

西葫芦富含水分，且含有一种干扰素的诱生剂可刺激机体产生干扰素，提高免疫力；西葫芦具有除烦止渴、润肺止咳、清热利尿、消肿散结的功效，对烦渴、水肿腹胀、疮毒以及肾炎、肝硬化腹水等症具有辅助治疗的作用；能增强免疫力，发挥抗病毒和肿瘤的作用；能促进人体内胰岛素的分泌，可有效地防治糖尿病，预防肝肾病变，有助于增强肝肾细胞的再生能力。

食用宜忌

宜食：糖尿病、肝病、肾病患者宜食；肺病患者宜吃白糖西葫芦。

忌食：西葫芦不宜生吃。脾胃虚寒者应少吃。

黄金搭配

» 西葫芦 + 羊肉

西葫芦和羊肉搭配可补脾胃、补肝肾、润肤止渴。

» 西葫芦 + 洋葱

西葫芦和洋葱搭配可增强免疫。

» 西葫芦 + 鸡蛋

西葫芦和鸡蛋搭配可补充动物蛋白。

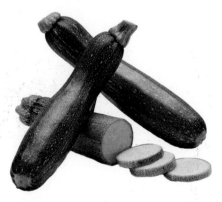

养生食谱

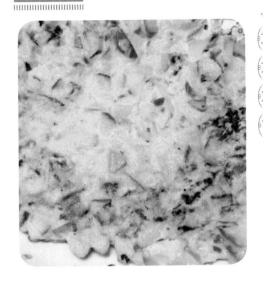

◆ 西葫芦蛋饼

主　料：西葫芦1个。

辅　料：鸡蛋2个，面粉适量。

调　料：盐、鸡精、色拉油各适量。

做　法：

1.西葫芦刨去外皮，挖去瓜瓤，切成丝，用盐腌制片刻。

2.鸡蛋打散，加少许盐、鸡精，筛入面粉成糊状。

3.西葫芦出水后稍稍挤干，倒入面糊里搅拌均匀。

4.锅里倒入色拉油加热，再放入调好的面糊，双面煎至金黄色出锅。

功　效：除烦润肺，消肿散结。

◆ 西葫芦烩番茄

主　料：西葫芦1个，番茄2个。

调　料：植物油、蒜、盐、白糖各适量。

做　法：

1.蒜切末，西葫芦去瓤切片，番茄切块。

2.先将西葫芦在开水中加盐焯一下，装盘备用。

3.热锅倒入植物油，加入蒜末煸炒爆香，然后加入番茄翻炒。

4.倒入西葫芦，加入盐、白糖翻炒即可。

功　效：除烦止渴，防癌抗癌。

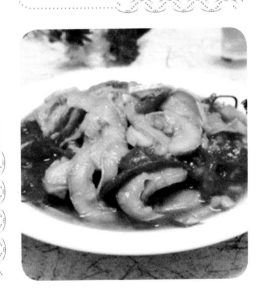

茼蒿

养心安神睡得香

别　　　名	蓬蒿、蒿菜、菊花菜、茼笋、茼莴菜、春菊。
性味归经	味甘涩，性温；归肝、肾经。
建议食用量	每餐 100 ～ 200 克。

营养成分

蛋白质、脂肪、糖类、粗纤维、胡萝卜素、多类维生素、烟酸、磷、钙、铁外，还包含丝氨酸、苏氨酸、丙氨酸、亮氨酸、脯氨酸、苯丙氨酸等多类氨基酸和天冬素、挥发油、胆碱等成分，其中铁、钙含量比较多。

助眠功效

茼蒿有蒿之清气，又有菊之甘香。在中国古代，茼蒿为宫廷佳肴，所以又叫皇帝菜。茼蒿中含有特殊香味的挥发油及胆碱等物质，有助于养心安神、润肺补肝、稳定情绪，可调胃健脾、降压补脑，缓解失眠症状。

食用功效

茼蒿含有丰富的维生素和矿物质，可以养心安神、降压补脑、清血化痰、润肺补肝、稳定情绪、防止记忆力减退。茼蒿中含有多种氨基酸及钾、钙等矿物质，能调节体液代谢、通利小便、消除水肿。

常吃茼蒿，对咳嗽痰多、脾胃不和、记忆力减退、习惯性便秘均有较好的疗效。当茼蒿与肉、蛋等共炒时，则可提高其维生素 A 的吸收率。将茼蒿焯一下，拌上芝麻油、味精、精盐，清淡可口，较适合冠心病、高血压病人食用。

良方妙方

1. 便秘：茼蒿 250 克每天煮吃。

2. 高血压：茼蒿 200 克洗净、切碎、捣汁，温开水送服，每服 1 杯，日服 2 次。

经典论述

1.《本经逢原》："茼蒿气浊，能助相火。禹锡言多食动风气，熏人心，令人气满。"

2.《千金·食治》："安心气，养脾胃，消痰饮，利肠胃者，是指素禀火衰而言，若肾气本旺，不无助火之患。"

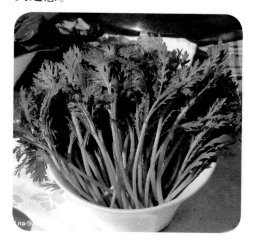

养生食谱

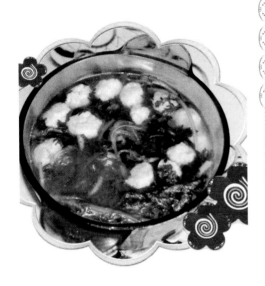

◆ 蒸茼蒿

主　料：茼蒿600克。

辅　料：面粉、玉米面各30克。

调　料：蒜泥、盐、香油各适量。

做　法：

1. 茼蒿600克择洗干净，沥水。

2. 面粉与玉米面混合后撒入茼蒿中抓匀，放入蒸笼中，盖上盖子。待蒸锅水烧开后，放上蒸笼大火蒸制3～5分钟。

3. 将适量蒜泥、盐、清水、香油调成味汁浇在蒸好的茼蒿上即可。

功　效：养心安神，化痰止咳。

◆ 茼蒿蛋白饮

主　料：茼蒿250克、鸡蛋3枚。

调　料：香油、盐各适量。

做　法：

1. 将茼蒿洗净，鸡蛋打破取蛋清；

2. 茼蒿加适量水煎煮，快熟时，加入鸡蛋清，煮片刻，调入香油、盐即可。

功　效：养心安神，润肺补肝。

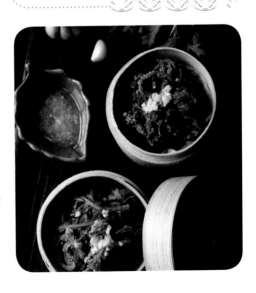

生菜

镇痛催眠抗病毒

别　　名	叶用莴笋、鹅仔菜、唛仔菜、莴仔菜。
性味归经	味甘，性凉；归胃、膀胱经。
建议食用量	每餐 100 ~ 200 克。

营养成分

β 胡萝卜素、抗氧化物、维生素 B_1、维生素 B_6、维生素 E、维生素 C、膳食纤维素、镁、磷、钙及少量的铁、铜、锌等。

助眠功效

生菜茎叶中含有莴苣素，故味微苦，具有镇痛催眠、辅助治疗神经衰弱等功效，是非常适合失眠患者食用的一种蔬菜。

食用功效

生菜富含水分，故生食清脆爽口，特别鲜嫩。生菜中还含有甘露醇等有效成分，有利尿和促进血液循环的作用；生菜中的维生素 E、胡萝卜素等，可保护眼睛，缓解眼睛干涩与疲劳。生菜中的膳食纤维等营养物质含量高，常食有消除多余脂肪的作用，所以生菜又有减肥生菜的美誉。生菜中含有一种叫原儿茶酸的物质，对癌细胞有抑制作用。生菜中含有一种"干扰素诱生剂"，可刺激人体正常细胞产生干扰素，从而产生一种"抗病毒蛋白"，抑制病毒。

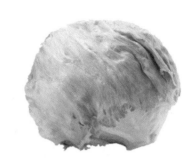

黄金搭配

» 蒜蓉 + 生菜

蒜蓉生菜有杀菌、消炎和降血糖的作用。

» 生菜 + 菌菇

生菜与菌菇搭配同食，对热咳、痰多、胸闷、吐泻等有一定的食疗作用。

» 生菜 + 豆腐

生菜与营养丰富的豆腐搭配食用，则是一种高蛋白、低脂肪、低胆固醇、多维生素的菜肴，具有清肝利胆、滋阴补肾、增白皮肤、减肥健美的作用。对目赤肿痛、肺热咳嗽、消渴、脾虚腹胀等也有一定的食疗作用。

食用宜忌

宜食：适宜内热体质、高血脂、肥胖、神经衰弱者食用。

忌食：脾胃虚寒、肾虚小便清长、尿频者不宜多食。

养生食谱

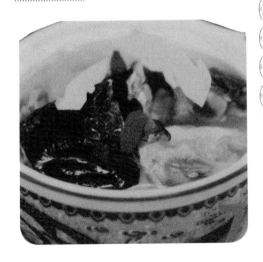

◆ 蚝油生菜

主　料：生菜300克。

调　料：食用油、蚝油、料酒、胡椒粉、精盐、白糖、味精、酱油、香油、高汤、水淀粉各适量。

做　法：

1.把生菜洗净。

2.坐锅放水，加精盐、白糖、油，煮沸后放生菜。翻个倒出，压干水分倒入盘里。

3.锅中放食用油，加蒜略炒，加蚝油、料酒、胡椒粉、白糖、味精、酱油、高汤，沸后勾芡，淋香油，浇在生菜上即可。

功　效：消脂减肥，利尿，抑制病毒。

◆ 生菜炖胖头鱼

主　料：胖头鱼1条，生菜300克。

调　料：姜片、食用油、清汤、盐各适量。

做　法：

1.胖头鱼洗净斩块，生菜洗净撕片，姜切片待用；

2.在锅里放入食用油烧至五成热后放入鱼块，煎至八分熟，捞出控油；

3.净锅上火，放入清汤、鱼块、姜片，大火烧开转小火炖30分钟后，放入生菜炖开调味即成。

功　效：温补脾胃，减肥强身。

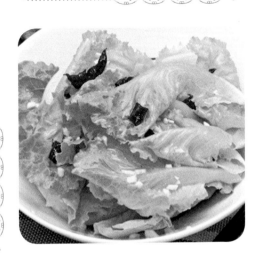

莲藕

养阴清热安心神

别　　名	连菜、藕、菡萏、芙蕖。
性味归经	味甘、涩，性寒；归心、脾、胃经。
建议食用量	每餐 100 ~ 200 克。

营养成分

蛋白质、脂肪、碳水化合物、粗纤维、灰分、钙、磷、铁、胡萝卜素、硫胺素、核黄素、烟酸、抗坏血酸等。

助眠功效

中医认为，吃藕能起到养阴清热、润燥止渴、清心安神的功效，可改善失眠症状。

食用功效

生藕性凉，可清热除烦、凉血止血、散血散瘀；熟藕性温，可补心生血。莲藕富含铁质，对贫血患者颇为适宜。此外，藕节所含的鞣质和天冬酰胺，既可止血又能解毒。

莲藕有健脾止泻的作用，能增进食欲，促进消化，有益于胃纳不佳、食欲不振者恢复健康。

莲藕含有大量维生素 C 和膳食纤维，有抑制糖尿病和生津止渴的功效，对患有口干口渴、乏力体倦、虚弱之症的糖尿病患者有益。另外，莲藕还富含硒元素，有健胃的功效。

食用宜忌

宜食：老幼妇孺、体弱多病者尤宜，特别适宜高热、高血压、肝病、食欲不振、缺铁性贫血、营养不良者。

忌食：莲藕性寒，生吃清脆爽口，但碍脾胃。脾胃消化功能低下、大便溏泄者不宜生吃。

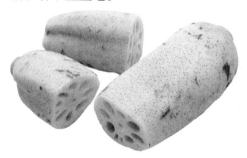

良方妙方

1. 血虚失眠：可常服藕粉，或者用小火煨藕加适量的蜂蜜吃。

2. 神经衰弱：莲子心 30 个，水煎，放盐少许，每晚睡前服。

经典论述

1.《日用本草》："清热除烦。凡呕血、吐血、瘀血、败血，一切血证宜食之。"

2.《饮膳正要》："主补中，益神益气，除疾，消热渴，散血。"

3.《本草纲目》："藕节止血；莲心清热，安神；莲须固精止血；莲房止血，祛瘀；荷梗通气宽胸，通乳；荷叶清暑，解热；荷蒂安胎，止血；荷花清暑止血。"

养生食谱

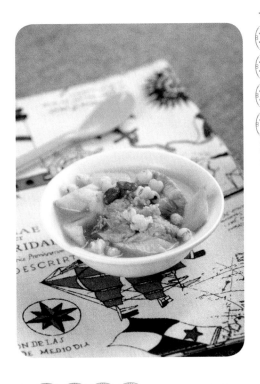

◆ 鸡肉炒藕丝

主 料：鸡肉50克，莲藕200克。

调 料：红辣椒、白砂糖、植物油各适量。

做 法：

1.将鸡肉、干辣椒和藕均切成丝，起锅放植物油烧热，放入干辣椒丝。

2.炒到有香味时，加鸡肉丝。

3.炒到收干时加藕丝，炒透后加白砂糖调味即可。

功 效：补气补血，养肝明目。

◆ 莲藕薏米排骨汤

主 料：排骨300克，莲藕100克，薏米20克。

调 料：盐适量。

做 法：

1.莲藕洗净,切厚片,薏米洗净,排骨氽水。

2.水开后将上述食材全部放入，改慢火煮2小时，最后放盐调味即可。

功 效：利湿清热，益肺健脾。

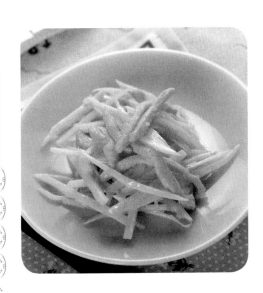

黄花菜

补脑益心助睡眠

别　　　名	金针菜、忘忧草、萱草花。
性味归经	味甘，性温；归肝、膀胱经。
建议食用量	每餐30～50克。

营养成分

蛋白质、脂肪、碳水化合物、钙、磷、胡萝卜素及多种维生素。

助眠功效

黄花菜含有丰富的卵磷脂，这种物质是机体中许多细胞，特别是大脑细胞的组成成分，对增强和改善大脑功能有重要作用，可改善失眠症状。

食用功效

我国《营养学报》曾评价黄花菜具有显著的降低动物血清胆固醇的作用。胆固醇的增高是导致中老年疾病和机体衰退的重要原因之一。能够抗衰老而味道鲜美、营养丰富的蔬菜并不多，而黄花菜恰恰具备了这些特点。

常吃黄花菜还能滋润皮肤，增强皮肤的韧性和弹力，可使皮肤细嫩饱满、润滑柔软，皱褶减少、色斑消退。黄花菜还有抗菌免疫功能，具有中轻度的消炎解毒功效，并在防止疾病传染方面有一定的作用。

饮食宝典

鲜黄花菜中含有一种"秋水仙碱"的有毒物质。该成分在高温60℃时可减弱或消失，因此食用时，应先将鲜黄花菜用开水焯过，再用清水浸泡2个小时以上，捞出用水洗净后再炒食。这样秋水仙碱就能被破坏掉，食用鲜黄花菜就安全了。

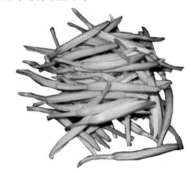

良方妙方

失眠、惊悸：大枣10枚，合欢花10克，黄花菜30克，蜂蜜适量。黄花菜洗净，与合欢花同入锅内，水煎取汁，再与大枣共炖至熟，调入蜂蜜即成。每日1～2次，连服7～10天。除烦，解郁，安神。适用于肝气不舒引起的失眠、惊悸之症。

经典论述

1.《昆明民间常用草药》："补虚下奶，平肝利尿，消肿止血。"

2.《云南中草药选》："镇静，利尿，消肿。治头昏，心悸，小便不利，水肿，尿路感染，乳汁分泌不足，关节肿痛。"

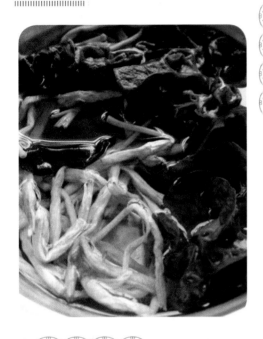

◆ 马齿苋黄花汤

主 料：干黄花菜50克，马齿苋100克。

调 料：盐5克，蒜片适量，味精、鸡精各少许。

做 法：

1.干黄花菜泡发后，切去根部杂质；马齿苋洗净，切长段。

2.锅中放入适量水烧开，放入黄花菜用中小火煮开，快熟时放入马齿苋、蒜片同煮，加盐、味精、鸡精调味即可。

功 效：清热，解毒，消炎。

◆ 黄花木耳汤

主 料：干黄花30克，黑木耳20克。

调 料：盐、鸡精各5克，葱花、植物油适量，胡椒粉、味精各少许。

做 法：

1.黄花泡发，洗净去根；木耳用温水泡发好，撕成小朵。

2.锅置火上，倒植物油烧热，炒香葱花，再放入黄花、木耳翻炒片刻，倒入适量清水煮开至熟，加盐、味精调味即可。

功 效：益气润肺，养血驻颜。

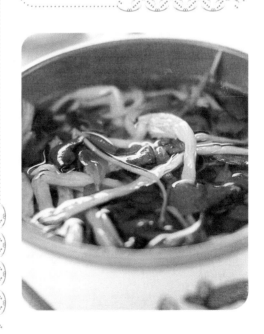

胡萝卜

通畅肠胃缓失眠

别　　　名	红萝卜、黄萝卜、金笋、丁香萝卜、药萝卜。
性味归经	味甘，性平；归肺、脾、肝经。
建议食用量	每次 100 ～ 200 克。

营养成分

糖类、蛋白质、脂肪、挥发油、胡萝卜素、维生素 A、维生素 B_1、维生素 B_2、花青素、钙、铁、磷、槲皮素、木质素、干扰素诱生剂等。

助眠功效

胡萝卜含有植物纤维，吸水性强，在肠道中体积容易膨胀，是肠道中的"充盈物质"。可加强肠道的蠕动，通便防癌，缓解压力，从而有利于缓解失眠症状。

食用功效

胡萝卜中含有丰富的胡萝卜素，可以清除人体中血液和肠道的自由基，达到防治心脑血管疾病的作用，因此对于冠心病、高血压患者来说，常吃胡萝卜，就可以起到保护心脑血管健康的作用。胡萝卜素有补肝明目的作用，可治疗夜盲症。胡萝卜素摄入人体消化器官后，可以转化为维生素 A，是骨骼正常生长发育的必需物质，有助于细胞增殖与生长，对促进婴幼儿的生长发育具有重要意义。胡萝卜中的木质素能提高人体免疫能力。

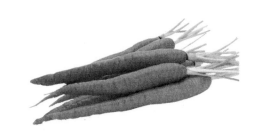

食用宜忌

胡萝卜适宜高血压、夜盲症、干眼症患者以及营养不良、食欲不振、皮肤粗糙者食用。

胡萝卜最好炒熟后食用，因为胡萝卜中所含的是脂溶性的维生素，与油混合后有利于吸收。

良方妙方

1.高血压：鲜胡萝卜洗净切块，同粳米煮粥吃。每天 1 次，可常食。

2.小儿腹泻：鲜胡萝卜 2 个，炒山楂 15 克，红糖适量，水煎服。每天 1 剂，分数次服用，连服 2 ～ 3 天。

经典论述

1.《本草求真》："胡萝卜，因味辛则散，味甘则和，质重则降，故能宽中下气。而使肠胃之邪，与之俱去也。"

2.《医林纂要》："胡萝卜，甘补辛润，故壮阳暖下，功用似蛇床子。"

养生食谱

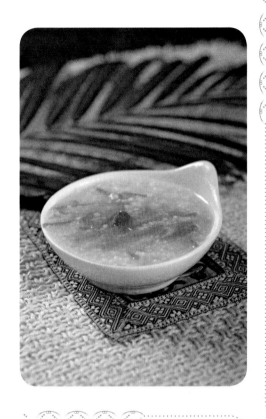

◆ 胡萝卜炒黄瓜

主　料：胡萝卜 200 克，黄瓜 200 克。

调　料：精盐、味精各 2 克，酱油、料酒各 5 克，葱花、姜末各 5 克，植物油 20 克。

做　法：

1.将胡萝卜和黄瓜切成片状。

2.锅内倒入植物油，油热后用葱花、姜末炝锅。

3.放入胡萝卜、黄瓜及调味料翻炒片刻即可装盘，佐餐食用。

功　效：益肝明目，利膈宽肠。

◆ 胡萝卜小米粥

主　料：小米 100 克，胡萝卜 100 克，清水适量。

做　法：

1.小米洗净，胡萝卜去皮切丝。

2.把水烧开加入小米和胡萝卜丝同煮 15 分钟，小米软糯即可。

功　效：益脾开胃，补虚明目。

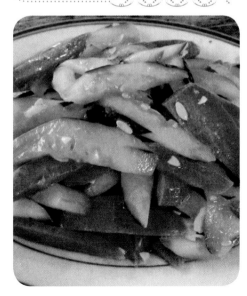

西兰花

富含营养安心神

别　　名	西蓝花、花椰菜、花甘蓝、洋花菜、球花甘蓝、花菜。
性味归经	味甘，性平；归肾、脾、胃经。
建议食用量	每餐100～200克。

营养成分

蛋白质、脂肪、碳水化合物、食物纤维、多种维生素和钙、磷、铁等矿物质。

助眠功效

西兰花中矿物质成分比其他蔬菜更全面，钙、磷、铁、钾、锌、锰等含量都很丰富，被誉为"蔬菜皇冠"。长期食用可提高免疫力，缓解失眠引起的各种身体不适。

食用功效

西兰花含有抗氧化的微量元素，长期食用可以减少乳腺癌、直肠癌及胃癌等的发病概率。据美国癌症协会报道，众多蔬菜水果中，十字花科的西兰花和大白菜的抗癌效果最好。

丰富的维生素K：有些人的皮肤一旦受到小小的碰撞和伤害就会变得青一块紫一块的，这是因为体内缺乏维生素K的缘故，补充的最佳途径就是多吃菜花。

丰富的维生素C：菜花中的维生素C含量较高，能够增强肝脏解毒能力，并能提高机体的免疫力，防止感冒和维生素C缺乏病的发生。

饮食宝典

吃西兰花的时候要多嚼几次，这样才更有利于营养的吸收。西兰花焯水后，应放入凉开水内过凉，捞出沥净水后再用。烹调时烧煮和加盐时间不宜过长，以免丧失和破坏营养成分。

黄金搭配

» 西兰花 + 蘑菇

西兰花含有丰富的营养，可润肺化痰；蘑菇有滋补作用，二者搭配可滋补元气、润肺化痰，提高身体免疫力，改善食欲不振、身体易疲倦等症状。

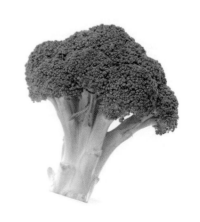

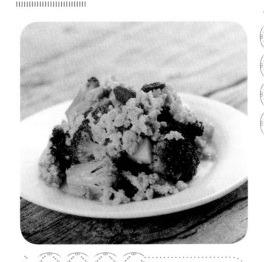

◆ 鸡茸西兰花

主 料：鸡脯肉50克，西兰花200克，火腿10克，蛋清适量。

调 料：料酒、盐、淀粉、大葱、姜、植物油、香油各适量。

做 法：

1. 先将鸡脯去筋膜，剁成细茸；西兰花切块；火腿切末；将鸡茸加适量鸡汤、蛋清搅均匀；

2. 锅置火上，加适量植物油烧热后放葱，姜炒香，放入西兰花，加少许鸡汤烧透。

3. 拣出葱姜，倒入鸡茸翻炒熟，加盐，淋香油出锅，撒上火腿末即成。

功 效：填精补髓、活血调经，对预防乳腺癌等有一定的功效。

◆ 西兰花土豆泥

主 料：土豆50克，西兰花20克。

辅 料：胡萝卜10克，早餐火腿肠5克，植物油。

调 料：盐3克，白糖5克。

做 法：

1. 土豆去皮切成厚片放纱布上蒸20分钟，取出做成土豆泥。

2. 早餐肠和胡萝卜切碎盐、白糖与土豆泥搅拌均匀即可。

3. 西兰花入油盐水烫熟码放旁边。

功 效：健胃宽肠，还可以降低血压、血脂、胆固醇。

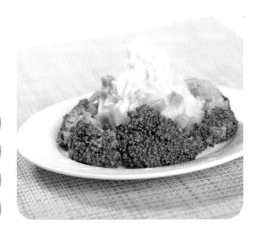

苦瓜

清心明目无烦躁

别　　名	凉瓜、锦荔枝、癞葡萄、癞瓜。
性味归经	味苦，性寒；归心、肝、脾、胃经。
建议食用量	鲜品每次100～500克，干品每次50～100克。

营养成分

蛋白质、脂肪、碳水化合物、粗纤维、胡萝卜素、维生素 B_1、维生素 B_2、维生素 C、维生素 E 及尼古酸等多类维生素，其中维生素 C 的含量每100 克可达 56 毫克。

助眠功效

苦瓜能除邪热、解劳乏、清心明目，夏季食用可清凉消暑，还能改善因天气炎热或心情烦躁等引起的失眠症。

食用功效

苦瓜中的苦瓜苷和苦味素能增进食欲，健脾开胃。所含的生物碱类物质奎宁，有利尿活血、消炎退热、清心明目的功效。苦瓜中的蛋白质及大量维生素 C 能提高人体的免疫功能，使免疫细胞具有杀灭病毒细胞的作用。从苦瓜子中提炼出的胰蛋白酶抑制剂，可以抑制癌细胞所分泌出来的蛋白酶，

阻止恶性肿瘤生长。苦瓜的新鲜汁液，含有苦瓜苷和类似胰岛素的物质，具有良好的降血糖作用，是糖尿病患者的理想食品。苦瓜含有粗纤维，能够加速肠道蠕动，帮助排便，降低血液中胆固醇及葡萄糖的吸收，有利于减轻肝脏负担。

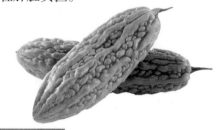

食用宜忌

宜食：适宜糖尿病、高血压、高血脂患者。

忌食：苦瓜性凉，脾胃虚寒者不宜多食。

良方妙方

1. 痢疾：鲜苦瓜捣烂绞汁 1 杯，开水冲服。

2. 糖尿病：鲜苦瓜 50～100 克，做菜吃，每天 2～3 次；或将苦瓜制成干粉冲服，每次 7～12 克，每天 3 次，连服 10～15 天。

经典论述

1.《本草纲目》："除邪热，解劳乏，清心明目。"

2.《随息居饮食谱》："苦瓜，青则苦寒，涤热、明目、清心。皆指未熟之瓜。"

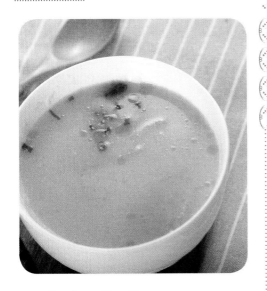

◆ 苦瓜拌芹菜

主 料： 芹菜 150 克，苦瓜 150 克。

调 料： 芝麻酱 50 克，精盐、味精、酱油、蒜泥各适量。

做 法：

1.先将苦瓜去瓤，切成细丝，用开水氽烫一下，再用凉开水过一遍，沥掉水分；

2.然后将芹菜、苦瓜同拌，加入作料调匀即可。

功 效： 具有凉肝降压的功效，适用于肝阳上亢之高血压患者食用。

◆ 苦瓜排骨汤

主 料： 排骨 350 克，苦瓜 100 克，陈皮 5 克。

调 料： 姜、盐、白糖、胡椒粉适量。

做 法：

1.将排骨洗净切段氽水，苦瓜切块，陈皮洗净，姜切片待用。

2.净锅上火，放入清水、姜片、陈皮、排骨，大火烧开转小火炖 30 分钟，放入苦瓜炖 20 分钟，放入盐、白糖、胡椒粉调味即成。

功 效： 清暑除热，明目解毒。

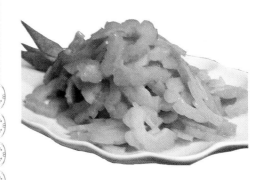

圆白菜

清热除烦睡得好

别　　名　卷心菜、包心菜、洋白菜、包菜、莲花白、疙瘩白、大头菜。

性味归经　味辛、甘，性平；归脾、胃经。

建议食用量　每餐 150 ～ 300 克。

营养成分

蛋白质、脂肪、碳水化合物、膳食纤维、维生素 A、胡萝卜素、硫胺素、核黄素、烟酸、维生素 C、维生素 E、钙、磷、钠、镁、铁等。

助眠功效

圆白菜营养丰富，具有利脏器、清热止痛、除烦的功效，可改善睡眠不佳，多梦等失眠症状。

食用功效

现代医学和临床实践证明，圆白菜具有广泛的防病、治病功效，如用新鲜的圆白菜汁治疗胃及十二指肠溃疡，可提高胃肠内膜上皮的抵抗力，使代谢过程正常化，从而加速溃疡的愈合。圆白菜所含的果胶、纤维素能结合并阻止肠道吸收胆固醇和胆汁酸，因而对动脉粥样硬化、心脏局部缺血、胆石症患者及肥胖病人十分有益。经

常食用圆白菜对防治肝炎、胆囊炎等慢性病也有良好作用。

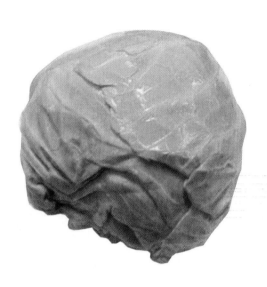

食用宜忌

皮肤瘙痒性疾病、眼部充血患者忌食。脾胃虚寒、泄泻以及小儿脾弱者不宜多食。腹腔和胸外科手术、胃肠溃疡及出血特别严重、腹泻及肝病患者不宜吃。

良方妙方

1. 胃及十二指肠溃疡：圆白菜捣烂取汁 1 杯，略加温，饭前饮服，每日 2 次。

2. 乳汁不下：圆白菜 200 克，小虾米 25 克，猪肉末 50 克，糯米 100 克，同煮稀粥，加盐、油、味精调味食之。

3. 预防癌症：圆白菜常煮食。

4. 缺铁性贫血：新鲜圆白菜，油盐适量，常炒食之。

养生食谱

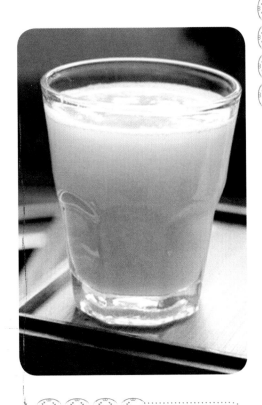

◆ 圆白菜煨面

主　料：圆白菜 100 克，火腿 50 克，面条 200 克。

调　料：盐、葱、姜、植物油各适量。

做　法：

1.圆白菜洗净，切丝；葱、姜分别洗净，切末；火腿切小块。

2.锅置火上，放入适量清水，下入面条煮熟后，捞出沥干水分。

3.另取一锅置火上，放油烧热，爆香葱末、姜末，放入圆白菜丝煸炒，加入适量水，放火腿块、盐、煮好的面条稍煮即可。

功　效：健脾益胃，适合胃溃疡患者、便秘者食用。

◆ 萝卜圆白菜汁

主　料：圆白菜叶 4 片，白萝卜半根，柠檬汁适量。

做　法：将白萝卜、圆白菜菜叶彻底洗净，切碎，放入榨汁机中加适量凉开水榨汁，最后加柠檬汁调味即可。

功　效：健脾胃，缓解胃炎。

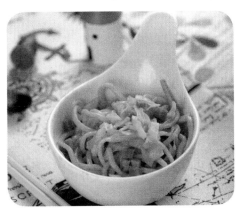

海带

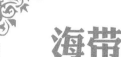

清热宁神助睡眠

别　　　名	昆布、江白菜、纶布、海昆布、海草。
性味归经	味咸,性寒;归肝、胃、肾经。
建议食用量	每餐干品约30克。

营养成分

蛋白质、脂肪、膳食纤维、碳水化合物、硫胺素、核黄素、烟酸、维生素E、钾、钠、钙、碘、镁、铁、锰、锌、磷、硒等。

助眠功效

海带中含有亚油酸、多种氨基酸和维生素等营养物质,能调节脑细胞的正常代谢,提高神经中枢的功能,对于改善失眠、健忘等症有很好的食疗功效。

食用功效

海带中含有大量的碘。碘是人体甲状腺素合成的主要物质,人体缺少碘,就会患"大脖子病",即甲状腺功能减退症,所以,海带是甲状腺功能低下者的最佳食品。海带中还含有大量的甘露醇,具有利尿消肿的作用,可防治肾功能衰竭、老年性水肿、药物中毒等。甘露醇与碘、钾、烟酸等协同作用,对防治动脉硬化、高血压、

慢性气管炎、慢性肝炎、贫血、水肿等疾病有较好的效果。海带中的优质蛋白质和不饱和脂肪酸,对心脏病、糖尿病、高血压有一定的防治作用。海带胶质能促使体内的放射性物质随同大便排出,从而减少放射性物质在体内的积聚。

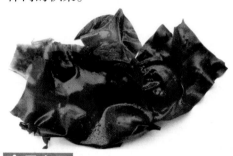

食用宜忌

宜食:缺碘、甲状腺肿大、高血压、高血脂、冠心病、糖尿病、动脉硬化、骨质疏松、营养不良性贫血以及头发稀疏者可多食。

忌食:脾胃虚寒的人慎食,甲亢病人忌食。

良方妙方

1. 甲状腺肿:海带30克切碎,加清水煮烂,加盐少许,当菜下饭,常吃;或海带用红糖腌食。

2. 慢性咽炎:海带洗净切块煮熟,加白糖拌匀,腌1天后食,每日2次。

经典论述

《本草汇言》:"海带,去瘿行水,下气化痰,功同海藻、昆布;妇人方中用此催生有验,稍有异耳。"

养生食谱

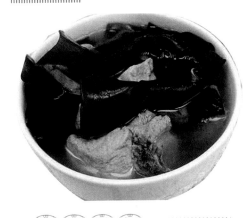

◆ 海带排骨汤

主 料：猪排 300 克，海带丝 50 克。

调 料：盐、食用油、葱白段，姜片。

做 法：

1.将排骨洗净，切成小段，待用。

2.将洗干净的炒锅置于火上，放少许油。食用油热后，放入姜片和葱白段爆炒后，放入适量的水；待水开之后将排骨倒入锅中，再把排骨捞出，滤水。

3.将清洗干净的砂锅盛适量的水，把排骨放进砂锅，用大火炖；待水滚开后，放入海带丝；待海带排骨炖得差不多时，放入适量的盐，改为中火炖 5～6 分钟后，关火即可。

功 效：补肝益血，滋阴润燥。

◆ 海带绿豆粥

主 料：白米 100 克，绿豆、水发海带各 50 克。

调 料：盐适量，芹菜末少许。

做 法：

1.白米洗净沥干，绿豆洗净泡水 2 小时。

2.锅中加水煮开，放入白米、绿豆、海带略搅拌，待再煮滚时改中小火熬煮 40 分钟，加入盐拌匀，撒上芹菜末即可食用。

功 效：清热化痰，软坚散结。

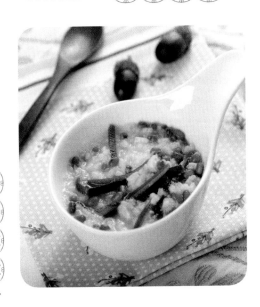

荸荠

清热化湿减压力

别　　　名	马蹄、南荠、乌芋、马荠、地粟、尾梨。
性味归经	味甘，性寒；归肺、胃经。
建议食用量	每天100克。

营养成分

淀粉、蛋白质、粗脂肪、钙、磷、铁、维生素A、维生素B_1、维生素B_2、维生素C等，还含有抗癌、降低血压的有效成分——荸荠英。

助眠功效

荸荠生食寒性较为明显，富含丰富的黏液质，能濡润肠道，具有润肠道通便、清热通淋的功效，缓解压力，从而改善失眠症状。

食用功效

荸荠中含的磷是根茎类蔬菜中较高的，能促进人体生长发育和维持生理功能的需要，对牙齿骨骼的发育有很大好处。同时可促进体内的糖、脂肪、蛋白质三大物质的代谢，调节酸碱平衡，因此荸荠适于儿童食用。

英国在对荸荠的研究中发现一种"荸荠英"，这种物质对黄金色葡萄球菌、大肠杆菌、产气杆菌及绿脓杆菌均有一定的抑制作用，对降低血压也有一定效果。这种物质还对癌肿有防治作用。

荸荠质嫩多津，可治疗热病津伤口渴之症，对糖尿病尿多者，有一定的辅助治疗作用。

荸荠水煎汤汁能利尿排淋，对于小便淋沥涩通者有一定治疗作用，可作为尿路感染患者的食疗佳品。近年研究发现荸荠含有一种抗病毒物质可抑制流脑、流感病毒，能用于预防流脑及流感的传播。

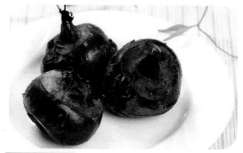

良方妙方

1.阴虚肺燥、痰热咳嗽：鲜荸荠150克，打碎绞汁，加入藕汁100毫升、梨汁60毫升、芦根汁60毫升同服。每日1～2次。

2.便秘：荸荠洗净去皮，水煮熟，将水澄清后喝下，再吃荸荠。每日上下午各1次，每次吃5～6个即可，对阴津虚损的便秘有效。

经典论述

1.《本草汇编》："疗五种膈气，消宿食，饭后宜食之。"

2.《本草纲目》："主血痢、下血、血崩。"

养生食谱

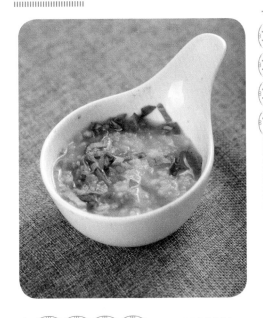

◆ 蜇头马蹄羹

主　料：海蜇头 150 克，马蹄
100 克，枸杞子 20 克。

调　料：盐 5 克，味精、胡椒
粉各少许，水淀粉适量。

做　法：

1.海蜇头泡洗干净，切片，用
70 ~ 80℃ 的水焯过，备用；
马蹄洗净，去皮，切片备用；
枸杞子洗净。

2.锅中加水烧开，下入马蹄片、
枸杞子烧开，加盐、味精、胡
椒粉调味，用水淀粉勾芡，放
入海蜇头煮至熟即可。

功　效：清热化痰、消积化滞、
润肠通便。

◆ 荠菜荸荠汤

主　料：荠菜 100 克，荸荠 100
克。

辅　料：水发香菇 50 克。

调　料：色拉油、水淀粉、香油、
精盐、味精各适量。

做　法：

1.将荠菜洗净切成碎末，荸荠去
皮切丁，香菇切丁。

2.锅中加入色拉油，倒入荸荠丁、
香菇丁拌匀后加水，大火 12 分
钟煮沸。

3.倒入荠菜末，调味后以少许水
淀粉勾芡即可。

功　效：清热，降压。

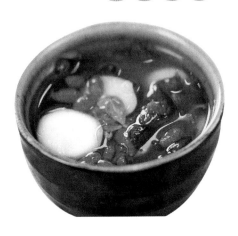

紫菜

防治失眠心情好

别　　名	索菜、子菜、甘紫菜、海苔。
性味归经	味甘、咸，性寒；归肺经。
建议食用量	每餐干品 5 ~ 15 克。

营养成分

蛋白质、脂肪、碳水化合物、粗纤维、灰分、钙、磷、铁、胡萝卜素、硫胺素、核黄素、烟酸、抗坏血酸、碘等。

助眠功效

紫菜中 B 族维生素特别是维生素 B_{12} 的含量很高，维生素 B_{12} 是维持神经细胞和血红细胞所必需的元素，缺乏它就会引发疲劳和轻微头晕，严重的会出现神经受损、贫血和痴呆等。常吃紫菜有活跃脑神经、预防衰老和记忆力衰退、防治失眠、改善忧郁症的功效。

食用功效

紫菜含紫菜多糖，有明显的抗凝血作用，并能显著降低血黏度、血浆黏度，并且有明显的降血糖作用。紫菜营养丰富，含碘量很高，富含胆碱和钙、镁、铁，能增强记忆、治疗妇幼贫血，促进骨骼、牙齿的生长和保健。增强细胞免疫和体液免疫功能，促进淋巴细胞转化，提高人体的免疫力。

食用宜忌

紫菜在食用前应用清水泡发，并换 1 ~ 2 次水以清除污染。若凉水浸泡后的紫菜呈蓝紫色，说明该菜在包装前已被污染，这种紫菜对人体有害，不能食用。

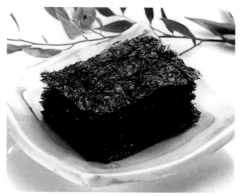

良方妙方

1. 支气管扩张：紫菜 15 克，蜂蜜适量。紫菜研末，备用。每次取紫菜末 5 克，以开水冲服，调入蜂蜜即成。1 日 1 剂，冲服。清热化痰，润肺止咳。适用于支气管扩张。

2. 肺热痰多：紫菜 30 克，白萝卜 1 个，煮汤服。痰脓咳嗽：将紫菜研成粉末，炼蜜为丸，每次在饭后服 6 克，日服 2 次，或干嚼紫菜也可。

经典论述

1.《本草纲目》："病瘿瘤脚气者宜食之。"

2.《食疗本草》："下热气，若热气塞咽喉者，汁饮之。"

养生食谱

◆ **五色紫菜汤**

主　料：紫菜5克，竹笋10克，豆腐50克，菠菜、水发冬菇25克。

调　料：酱油、姜末、香油各适量。

做　法：

1.将紫菜洗净，撕碎；豆腐焯水，切块；冬菇、竹笋均洗净、切细丝；菠菜洗净，切小段。

2.锅放入适量清水煮沸，下竹笋丝略焯，捞出沥水备用。

3.另取一锅加水煮沸，下冬菇、竹笋、豆腐、紫菜、菠菜，放酱油、姜末，待汤煮沸时，淋少许香油即可。

功　效：清热利尿，补肾养心，降低血压。

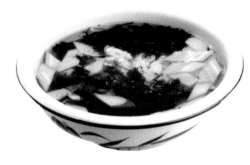

◆ **紫菜黄瓜汤**

主　料：紫菜10克，黄瓜100克。

调　料：海米、精盐、味精、酱油、香油适量。

做　法：

1.将黄瓜洗净切成片状，紫菜、海米洗净。

2.锅内加入清汤，烧沸后，投入黄瓜、海米、精盐、酱油，煮沸后撇去浮沫，下入紫菜，淋上香油，撒入味精，调匀即成。

功　效：清热益肾。

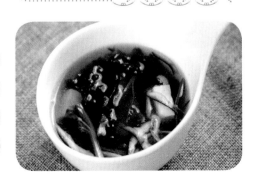

芹菜

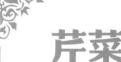

养心安神心情好

别　　　名　旱芹、药芹、香芹、蒲芹。

性味归经　味甘、辛，性凉；归肺、胃、肝经。

建议食用量　每餐50克。

营养成分

膳食纤维素、多类维生素、蛋白质、脂肪、糖类和磷、钙、铁和芫荽苷、挥发油、甘露醇、肌醇等。

助眠功效

芹菜中的生物碱提取物对人体能起到安定的作用，有安定情绪、清除烦躁的功效，对失眠患者有辅助治疗作用。

食用功效

芹菜中所含的芹菜苷或芹菜素成分有镇静安神、平肝降压的作用，有利于安定情绪，消除烦恼烦躁。叶茎中含芹菜苷、佛手苷内酯和挥发油，具有降血压、降血脂、防治动脉粥样硬化的作用。此外，芹菜含铁量较高，能补充女性经血的损失，食之能避免皮肤苍白、干燥、面色无华，可使目光有神，头发黑亮。芹菜是高纤维食物，它经肠内消化作用生成木质素，可加快粪便在肠内的运转时间，减少致癌物与结肠黏膜的接触，达到预防结肠癌的目的。

食用宜忌

宜食：特别适合高血压和动脉硬化的患者。

忌食：高血糖、缺铁性贫血患者、经期妇女、成年男性脾胃虚寒者慎食；血压偏低者慎用。

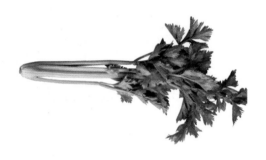

良方妙方

1. 失眠：芹菜根60克，水煎服。

2. 失眠健忘：鲜芹菜90克，酸枣仁9克。将芹菜洗净切段，同酸枣仁一起放入锅中，加适量水共煮为汤。平肝清热，养心安神。适用于虚烦不眠、神经衰弱引起的失眠健忘及高血压引起的头昏目眩等病症。

经典论述

1.《本草推陈》："治肝阳头痛，面红目赤，头重脚轻，步行飘摇等症。"

2.《卫生通讯》："清胃涤热，通利血脉，利口齿润喉，明目通鼻，醒脑健胃，润肺止咳。"

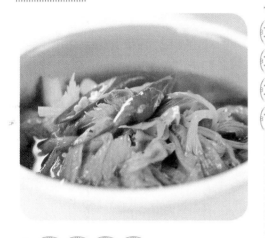

◆ 辣汁芹菜叶汤

主　料：芹菜叶 100 克。

辅　料：红辣椒 2 个。

调　料：辣酱 10 克，盐 5 克，味精少许，蚝油 20 克，葱末、姜末各适量。

做　法：

1.芹菜叶洗净；红辣椒去蒂，洗净，切节。

2.将辣酱 10 克、盐 5 克、味精少许、蚝油 20 克倒入碗中，对成酱汁待用。

3.锅中倒入适量水烧开，加入酱汁、葱末、姜末煮开，下入芹菜叶、辣椒节煮开即可。

功　效：平肝降压，安神镇静，利尿消肿。

◆ 芹菜拌花生

主　料：芹菜 100 克，胡萝卜 80 克，花生米 60 克。

调　料：大料、花椒各 3 克，桂皮 4 克，姜片 6 克，精盐 1 克，米醋 3 克，味精 2 克，香油 3 克。

做　法：

1.将大料、花椒、桂皮、姜片一同包入纱布中作成调味包。

2.锅中注入适量的清水，把花生米、调味包、精盐放入锅中加热。

3.花生煮熟后捞出备用。

4.分别将芹菜和胡萝卜清洗干净，切成大小相当的小段，用沸水中焯一下。

5.把芹菜、胡萝卜、花生米一起装盘，加精盐、米醋、味精、香油搅拌后即可。

功　效：润肺养肝，降压减脂。

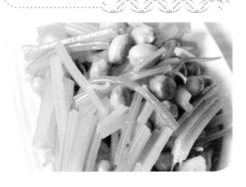

香菇

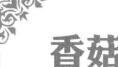

调理心脾睡眠好

别　　名	香蕈、香信、厚菇、花菇、冬菇。
性味归经	味甘，性平；归脾、胃经。
建议食用量	每餐约50克。

营养成分

蛋白质、脂肪、碳水化合物、叶酸、膳食纤维、核黄素、烟酸、维生素C、钙、磷、钾、钠、镁、铁等。

助眠功效

香菇铁元素含量高。缺铁是造成"不宁腿综合征"的原因之一，这种疾病会导致患者入睡困难，睡眠难以维持，睡眠质量差，因此可通过多食香菇补充铁元素。

食用功效

香菇营养丰富，具备多种养生功效。香菇含有一种十分特别的酸性成分，能够有效地降低血脂和胆固醇。香菇中还含有丰富的膳食纤维，可以促进肠胃的蠕动，帮助身体清除垃圾，预防排便不畅等症状。香菇菌盖部分含有双链结构的核糖核酸，进入人体后，会产生具有抗癌作用的干扰素。对糖尿病、肺结核、传染性肝炎、神经炎等疾病起食疗作用，又可用于消化不良、便秘等。

食用宜忌

香菇适合贫血者、抵抗力低下者和高血脂、高血压、动脉硬化、糖尿病、癌症、肾炎患者食用。正常人亦可经常选用。

良方妙方

1.小儿麻疹透发不畅：香菇6～9克，鲜鲫鱼1尾，清炖（少放盐）喝汤。

2.冠心病：香菇50克，大枣7～8枚，共煮汤食。

3.痔疮出血：香菇焙干研末，每次3克，温开水送下，日2次。

经典论述

1.《本草求真》："香蕈味甘性平，大能益胃助食，及理小便不禁。"

2.《医林纂要》："可托痘毒。"

3.《现代实用中药》："为补偿维生素D的要剂，预防佝偻病，并治贫血。"

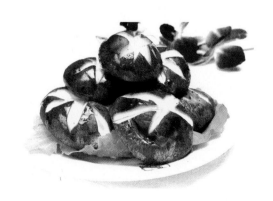

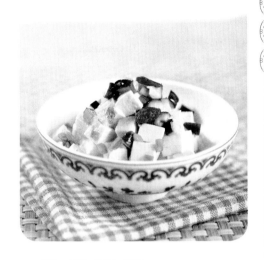

◆ 香菇豆腐

主　料： 香菇 150 克。

辅　料： 豆腐 150 克，清汤 100 克，葱 5 克，姜 5 克。

调　料： 盐 2 克，香油 3 克，鸡粉 2 克，胡椒粉适量。

做　法：

1.将鲜香菇洗净去根，加葱、姜、清汤煮熟捞出切成粒备用。

2.豆腐切成方块加盐、鸡粉、清汤煨入味。

3.香菇粒加盐、鸡粉、胡椒粉、香油调好味撒在豆腐上即可。

功　效： 宽中益气，清热散血。

◆ 冬菇烧白菜

主　料： 白菜 200 克，冬菇 30 克。

调　料： 盐、植物油、葱、姜、高汤各适量。

做　法：

1.冬菇用温水泡发，去蒂，洗净；白菜洗净，切成段；葱、姜分别洗净，切成末。

2.锅置火上，放适量植物油烧热后，下葱末、姜末爆香，再放入白菜段炒至半熟后，放入冬菇和高汤，转中火炖至软烂，加盐调味即可。

功　效： 清热解毒，特别适合孕妇、乳母、老年人以及儿童食用。

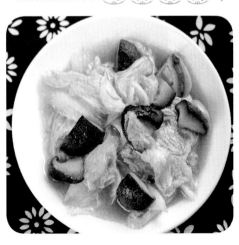

黑木耳

补血活血通大便

别　　名	木耳、云耳、桑耳、松耳、中国黑真菌。
性味归经	味甘，性平；归胃、大肠经。
建议食用量	干木耳每餐约5克，泡发木耳每餐约50克。

营养成分

蛋白质、脂肪、碳水化合物、粗纤维、维生素 B_1、维生素 B_2、烟酸、钙、磷、铁等。

助眠功效

黑木耳的含铁量很高，可及时为人体补充足够的铁质，是天然的补血佳品。常食可改善缺乏铁元素导致的惊醒、睡中腿抽筋、失眠等睡眠障碍。

食用功效

黑木耳中所含的多糖成分具有调节血糖、降低血糖的功效。黑木耳含有丰富的钾，是优质的高钾食物，对糖尿病合并高血压患者有很好的食疗作用。

黑木耳中含有丰富的纤维素和一种特殊的植物胶原，这两种物质能够促进胃肠蠕动，防止便秘，有利于体内大便中有毒物质的排出，并且有利于胆结石、肾结石等内源性异物的化解。

常吃黑木耳能养血驻颜，令人肌肤红润，并可防治缺铁性贫血；黑木耳中的胶质可把残留在人体消化道内的灰尘、杂质吸附集中起来排出体外，从而起到清胃涤肠的作用。黑木耳还含有抗肿瘤活性物质，能增强人体免疫力。

良方妙方

1.糖尿病：黑木耳、扁豆各60克共研成细粉，每次服9克，每日2～3次。

2.高血压：木耳3克，清水泡后蒸熟加冰糖，每天1次。

3.闭经：木耳、核桃各120克，红糖240克共研末，开水或黄酒送服。

经典论述

1.《神农本草经》："盛气不饥，轻身强志。"

2.《饮膳正要》："利五脏，宽肠胃，不可多食。"

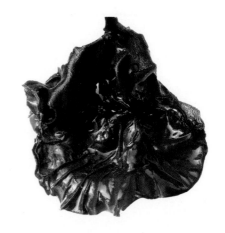

养生食谱

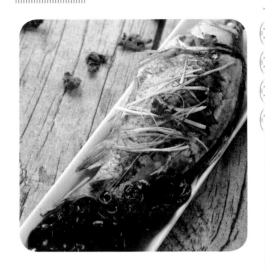

◆ 木耳清蒸鲫鱼

主　料：黑木耳 100 克，鲫鱼 300 克。

调　料：料酒、盐、白糖、姜，葱、植物油各适量。

做　法：

1.将鲫鱼去鳃、内脏、鳞，冲洗干净；黑木耳泡发，去杂质，洗净，撕成小碎片姜洗净，切成片；葱洗净，切成段。

2.将鲫鱼放入大碗中，加入姜片、葱段、料酒、白糖、植物油、盐腌渍半小时。

3.鲫鱼上放上碎木耳，上蒸锅蒸 20 分钟即可。

功　效：温中补虚，健脾利水。

◆ 凉拌核桃黑木耳

主　料：黑木耳 150 克，核桃碎 50 克。

辅　料：红绿辣椒适量。

调　料：姜、蒜、调味料各适量。

做　法：

1.黑木耳洗净撕小块，红绿辣椒切丝，姜蒜切末。

2.黑木耳、红绿辣椒丝焯水，备用。

3.核桃碎用小火炒香。

4.碗中放入黑木耳、红绿辣椒丝、核桃碎和姜、蒜末，加入调味料拌匀。

功　效：清胃涤肠，健脑安神。

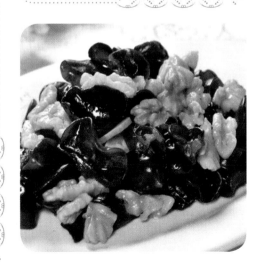

银耳

滋阴补肾又安神

别　　　名　白木耳、雪耳、白耳子、银耳子。

性味归经　味甘，性平；归肺、胃、肾经。

建议食用量　干银耳每次约15克。

营养成分

蛋白质、碳水化合物、脂肪、粗纤维、胶质、银耳多糖、无机盐及少量维生素B类。

助眠功效

银耳被称为穷人的燕窝，口感、功效、颜色都和燕窝相似，价格便宜。银耳含有多种矿物质元素，其中铁和钙的含量最高，常食能防止缺铁性贫血和骨质疏松，还能改善失眠症状。

食用功效

银耳含有维生素D，能防止钙的流失，对生长发育十分有益，并富含酸性多糖和硒等微量元素，可以增强人体免疫力。银耳中的天然植物性胶质有滋阴作用，长期服用可以润肤，并有祛除脸部黄褐斑、雀斑的功效。银耳中的膳食纤维可助胃肠蠕动，减少脂肪吸收，从而达到减肥的效果。银耳能提高肝脏解毒能力，起保肝作用，对老年慢性支气管炎、肺源性心脏病也有一定疗效，还能增强肿瘤患者对放疗、化疗的耐受力。

食用宜忌

银耳宜用沸水泡发，泡发后应去掉未发开的部分，特别是那些呈淡黄色的东西。冰糖银耳含糖量高，睡前不宜食用，以免增高血黏度。炖好的甜品放入冰箱冰镇后饮用，味道更佳。

良方妙方

1.健忘：银耳5～10克，大枣3～5枚，糯米50克，冰糖适量。熬粥食用，可滋阴填髓，补脑强心。适用于肾虚精亏之健忘。

2.心悸：白木耳9克，太子参15克，冰糖适量，水煎饮用。

3.咳嗽、咯血：白木耳研末，每次服5～10克，日服2～3次。

★生活实用小窍门

银耳以色泽黄白、鲜洁发亮、瓣大形似梅花、气味清香、带韧性、延展性好、无斑点杂色、无碎渣者为好。

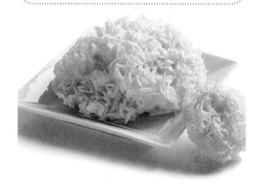

养生食谱

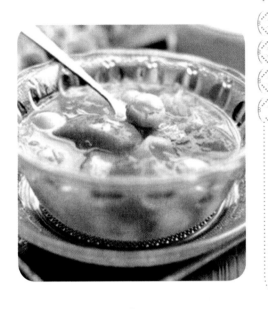

◆ **百合银耳粥**

主　料：百合 30 克，银耳 10 克，大米 50 克。

调　料：冰糖适量。

做　法：

将银耳发开洗净，同大米、百合入锅中，加清水适量，文火煮至粥熟后，冰糖调服即可。

功　效：养阴润肺、健脾益气。

◆ **杏仁银耳炖木瓜**

主　料：木瓜 150 克。

辅　料：水发银耳 100 克，水发杏仁 30 克，大枣 10 克。

调　料：盐 1 克，冰糖 20 克。

药　材：桑椹 10 克。

做　法：

1. 木瓜切粒备用。

2. 银耳用清水泡软，杏仁用淡盐水浸泡。

3. 锅内放水加入水发银耳、水发杏仁、大枣、木瓜、冰糖、盐熬开，再加入桑椹煮 5 分钟即可。

功　效：开胃，润肺止咳，助眠。

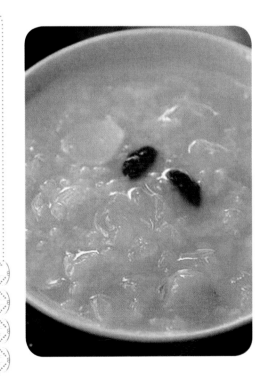

山药

补益心脾治失眠

别　　　　名　薯蓣、山芋、薯药、大薯、山蓣。

性味归经　味甘，性平；归肺、脾、肾经。

建议食用量　每餐100～250克。

营养成分

粗蛋白质、粗纤维、淀粉、糖、钾、磷、钙、镁、灰分、铁、锌、铜、锰等。

助眠功效

山药富含多种维生素、氨基酸和矿物质，可以防治人体脂质代谢异常以及动脉硬化，有益心安神的保健作用。脾胃虚弱所致失眠患者，可多食山药。

食用功效

山药含有多种营养素，有强健身体、滋肾益精的作用；近年研究发现，山药还具有镇静作用。山药含有的皂苷能够降低胆固醇和甘油三酯，对高血压和高血脂等病症有改善作用。山药含有一种多糖蛋白质——黏液蛋白，可预防心血管的脂肪沉积，保持血管的弹性，防止动脉硬化。还可减少皮下脂肪堆积，避免因肥胖所引起的糖尿病。

良方妙方

1.脾胃虚弱，不思饮食：山药、白术各30克，人参1克。上三味研为细末，与适量面粉同煮，制成小豆大小的药丸。每服30丸，空腹以米汤送服。本方出自《圣济总录》。

2.湿热腹泻：山药、苍术等份。饭丸，米饮服。本方出自《濒湖经验方》。

3.虚热劳嗽：山药100克，生薏苡仁100克，柿霜饼24克。柿霜饼切碎，备用；将山药、薏苡仁捣成粗渣，煮至烂熟，调入柿霜饼碎粒，煮至融化即成。随意服食。本方出自《医学衷中参西录》。

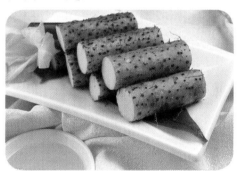

经典论述

1.《神农本草经》："味甘、温。主伤中补虚，除寒热邪气，补中益气力，长肌肉，久服耳目聪明。"

2.《食疗本草》："治头痛，助阴力。"

3.《日华子本草》："助五脏，强筋骨，长志安神，主泄精健忘。"

4.《本草纲目》："益肾气，健脾胃，止泻痢，化痰涎，润皮毛。"

养生食谱

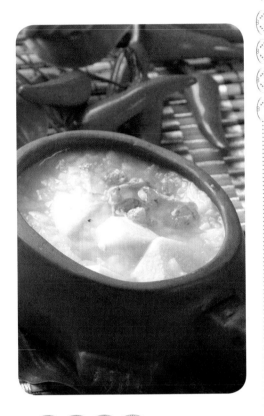

◆ 山药炖排骨

主　料：猪小排 250 克。

辅　料：宽粉 50 克，山药 200 克，小枣 15 克、植物油。

调　料：葱姜 10 克，酱油 20 克，盐 3 克，鸡粉 5 克，胡椒粉 2 克。

做　法：

1.宽粉用水泡软，山药切块，排骨切块，备用。

2.锅内加入适量植物油将葱姜爆香，放入排骨烹生抽、老抽翻炒均匀，加水、小枣、山药大火炖 30 分钟，再小火炖 30 分钟。

3.排骨软烂后加盐、鸡粉、宽粉炖 5 分钟，宽粉软烂后即可。

功　效：补脾益气，健胃消食，滋补安神。

◆ 党参黄花山药粥

主　料：党参 10 克，黄花 40 克，山药、糯米各 50 克。

做　法：

党参、黄花洗净切片，山药洗净切丁，砂锅中放糯米和水、山药丁、党参、黄花，一起煲制 30 分钟即可。

功　效：补中益气，升阳固表。

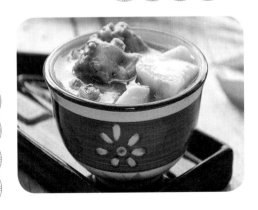

第二节　助眠安神的谷薯豆类

小米

···3·抑制大脑活动以助眠

别　　名	粟米、谷子、秫子、黏米、白粱粟、粟谷。
性味归经	味甘，性微寒；归胃经。
建议食用量	每餐50～80克。

营养成分

蛋白质、脂肪、碳水化合物、胡萝卜素、维生素 B_1、钙、维生素 A、维生素 D、维生素 C 和维生素 B_{12} 等。

助眠功效

小米性微寒，具"健胃、和脾、安眠"之功效。小米中含有丰富的色氨酸，其含量在所有谷物中独占鳌头。另外，小米含丰富的淀粉，食后使人产生温饱感，可以促进胰岛素的分泌，提高进入脑内色氨酸的量。小米熬成粥，临睡前食用，有助睡眠。

食用功效

一般粮食含胡萝卜素较少，而小米每100克中含量达100微克，维生素 B_1 的含量也非常高。因此，对于老弱病人和产妇来说，小米是理想的滋补品。

小米中含有多种维生素和矿物质，

能抑制血管收缩，有效降压，防治动脉硬化，同时，还可健脾益气、补虚、降脂降糖。

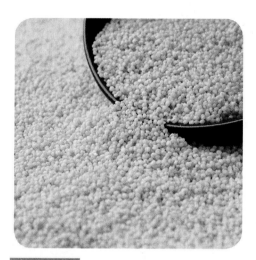

食用宜忌

一般人均可食用。小米是老人、病人、产妇宜用的滋补品。

气滞者忌用；素体虚寒、小便清长者少食。

良方妙方

失眠：用莲子、龙眼、百合配粟米熬粥，有助睡眠。

经典论述

《本草纲目》："粟米味咸淡，气寒下渗，肾之谷也，肾病宜食之。虚热消渴泻痢，皆肾病也，渗利小便，所以泄肾邪也。降胃火，故脾胃之病宜食之。"

养生食谱

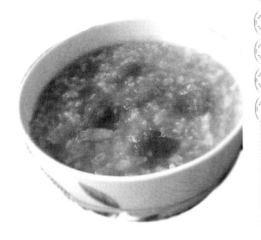

◆ 小米粥

主　料：小米 30 克。

做　法：

1.小米淘洗干净。

2.加入凉水。大火烧开，小火煮 15 分钟，汤黏稠关火即可。

功　效：健脾和胃，安神助眠。

◆ 小米南瓜粥

主　料：小米 100 克，南瓜 20 克。

做　法：

1.小米洗净，南瓜去皮剔瓤，切成半寸见方的丁状或片状；

2.把小米和南瓜丁一起放入锅中，加适量清水，大火煮开后，小火煲约 30 分钟，熬出的粥色泽金黄即可。

功　效：养胃，解毒。

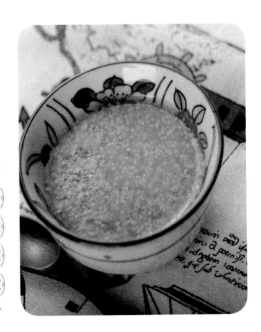

小麦

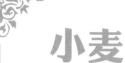

安定精神养心气

别　　名	麸麦、浮麦、浮小麦、空空麦、麦子软粒。
性味归经	味甘,性凉;归心、脾、肾经。
建议食用量	每餐80 ~ 100克,或根据自己的食量调节。

营养成分

淀粉、蛋白质、脂肪、矿物质、钙、铁、硫胺素、核黄素、烟酸、维生素A及维生素C等。

助眠功效

小麦可养心气、安定精神、增加气力,辅助治疗神经衰弱,对于心血不足产生的失眠、心悸、情绪起伏大以及歇斯底里患者也有良好效果。

食用功效

日常食用小麦可补养心脾,养肝益肾,厚壮肠胃。适于气血虚弱体质者食用。

小麦蛋白质占麦粒的10％以上,但是氨基酸组成中缺少赖氨酸,因此,食用时可补充其他含赖氨酸丰富的食物,如黄豆类食物。

麦麸的作用:小麦的麸皮含有丰富的膳食纤维和B族维生素。婴幼儿和体弱的老年人因为胃肠功能不完善,应禁食或少食含麦麸的食物。

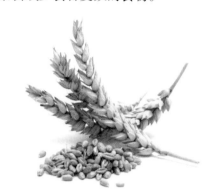

食用宜忌

宜食:心血不足、心悸不安、多呵欠、失眠多梦、脚气病、末梢神经炎、体虚、自汗、盗汗、多汗等症患者适宜食用。此外,妇人回乳也适宜食用。

忌食:糖尿病患者不适宜食用。

良方妙方

神经衰弱:小麦30克,粳米100克,大枣5枚。将小麦洗净,加水煮熟,捞出小麦取汁,再入粳米、大枣同煮。或先将小麦捣碎,同枣、粳米煮粥。每天温热食2 ~ 3次,3 ~ 5日为一疗程。

经典论述

1.《本草拾遗》:"小麦面,补虚,实人肤体,厚肠胃,强气力。"

2.《本草再新》:"养心,益肾,和血,健脾。"

养生食谱

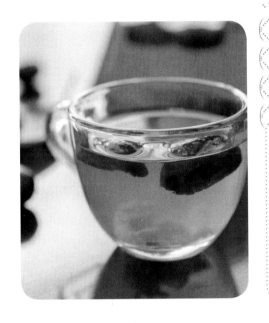

◆ 小麦大枣粥

主　料：甘草 10 克，大枣 5 枚，小麦 10 克。

做　法：

小麦、甘草、大枣用冷水浸泡后，用小火煎煮，半小时为 1 煎，共煎煮 2 次，合并煎液。每日 2 次，早晚温服，喝汤食枣。

功　效：甘润滋补，平躁助眠。

◆ 甘麦大枣茶

主　料：小麦、大枣各 30 克，甘草、洞庭碧螺春各 6 克。

辅　料：蜂蜜适量。

做　法：

1. 将甘草、小麦研成粗末。

2. 将粗末、大枣、洞庭碧螺春放入保温杯中，用沸水冲泡 15 分钟后，加蜂蜜即可。

3. 每日 1 剂，不拘时，代茶饮。

功　效：养心安神，补肝除烦。

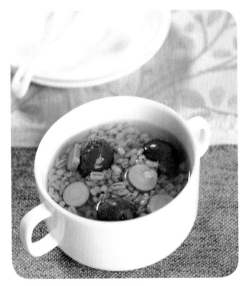

玉米

补充钙镁无烦忧

别　　名	棒子、苞米、苞谷、玉蜀黍。
性味归经	味甘，性平；归脾、胃、肾经。
建议食用量	每餐80～100克。

营养成分

蛋白质、脂肪、淀粉、维生素 B_1、维生素 B_2、维生素 B_6、维生素 A、维生素 E、胡萝卜素、纤维素及磷、钙、铁等。

助眠功效

玉米中所含的钙、镁、维生素 E 等都有助于睡眠，对失眠患者的症状有改善作用。

食用功效

玉米含有丰富的钙、磷、硒和卵磷脂、维生素 E 等，均具有降低胆固醇的作用。玉米含有的不饱和脂肪酸中，亚油酸的比例高达60%以上。它和玉米胚芽中的维生素 E 协同作用，可降低血液胆固醇浓度并防止其沉积于血管壁，对冠心病、动脉粥样硬化、糖尿病、高脂血症及高血压等都有一定的预防和治疗作用。

玉米是一种减肥食物。因为玉米是一种粗纤维食物，等量的玉米和米饭相比所含的热量相差无几，但是玉米可以帮助肠道蠕动，进而促进消化和吸收，减少体内脂肪的堆积，对减肥有辅助作用。

食用宜忌

宜食：尤适宜脾胃气虚、气血不足、营养不良、动脉硬化、高血压、高脂血症、冠心病、心血管疾病、肥胖症、脂肪肝、癌症、记忆力减退、习惯性便秘、慢性肾炎水肿患者以及中老年人食用。

忌食：脾胃虚弱者，食后易腹泻。

良方妙方

腹泻：玉米适量，略烧研末，每次1汤匙，每天2次，早、晚用开水冲服。

经典论述

1.《本草推陈》："煎服有利尿之功。"
2.《本草纲目》："调中和胃。"

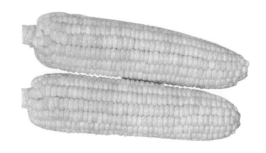

养生食谱

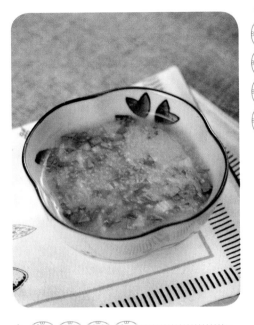

◆ 玉米汁

主 料：鲜玉米1个。

做 法：

1.玉米煮熟，放凉后把玉米粒放入器皿里。

2.按1:1的比例，把玉米粒和白开水放入榨汁机里榨汁即可。

功 效：调中和胃。

◆ 小白菜玉米粥

主 料：小白菜、玉米面各50克。

做 法：

1.小白菜洗净。入沸水中焯烫，捞出，切成末。

2.用温水将玉米面搅拌成浆，加入小白菜末，拌匀。

3.锅置火上，加水煮沸，下入小白菜末、玉米浆，大火煮沸即可。

功 效：补肝益肾，润燥通便，利尿，抗衰老。

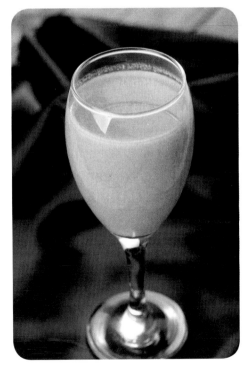

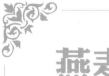

燕麦

益气补虚，缓解压力

别　　　　名	莜麦、油麦、玉麦。
性味归经	味甘，性平；归肝、脾、胃经。
建议食用量	每餐 20 ~ 40 克。

营养成分

粗蛋白质、水溶性膳食纤维、脂肪、B 族维生素、烟酸、叶酸、泛酸、维生素 E、磷、铁、钙等。

助眠功效

燕麦富含多种矿物质，可益气补虚、缓解压力，对失眠、焦虑、神经衰弱等都有一定调理作用。

食用功效

燕麦含有高黏稠度的可溶性纤维，增加饱腹感，控制食欲，达到瘦身的效果。燕麦富含的维生素 E、铜、锌、硒、镁，能清除人体内多余的自由基，对皮肤有益。丰富的膳食纤维能润肠通便，有效地排出毒素，从而起到养颜的作用。

燕麦可降低人体三酰甘油和低密度脂蛋白，预防冠心病，防治糖尿病，有利于减少糖尿病心血管并发症发生的可能性。燕麦可通便导泄，对于习惯性便秘患者有很好的帮助。此外，

燕麦中含有的钙、磷、铁、锌、锰等矿物质有预防骨质疏松、促进伤口愈合、防止贫血的功效。

食用宜忌

燕麦一般人群均可食用，尤其适宜慢性病、脂肪肝、糖尿病、水肿、习惯性便秘、高血压、高血脂、动脉硬化患者食用，产妇、婴幼儿、老年人以及空勤、海勤人员也适合食用。肠道敏感的人不宜吃太多，以免引起胀气、胃痛或腹泻等。

温馨贴士

燕麦一般用塑料袋或者密封袋子装好、封紧口，放在有盖的罐子或者其他容器中，置于阴凉、通风、干燥处保存。如果是加工好的燕麦片，可以参考袋装上的保存方法贮存。燕麦清洗一般用清水轻轻搅动淘洗至没有杂质即可。

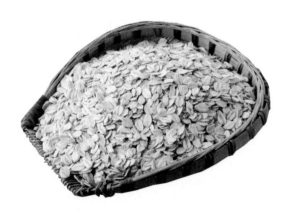

养生食谱

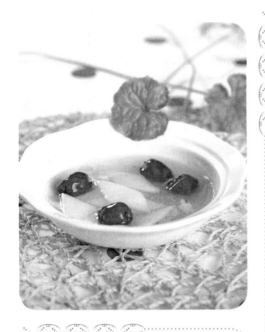

◆ 牛奶燕麦粥

主　料：燕麦片 50 克，脱脂牛奶 15 克。

调　料：白糖、精盐少许。

做　法：

1. 将麦片在清水中浸泡半个小时以上。

2. 锅置火上，加适量清水，下入麦片，用文火煮 15 ~ 20 分钟后，加入牛奶、盐继续煮 15 分钟左右，加入白糖搅拌即可。

功　效：补益脾胃，生津滑肠。

◆ 燕麦红枣山药汤

主　料：山药 150 克。

辅　料：燕麦 35 克，红枣 35 克。

调　料：冰糖 25 克，盐 2 克。

做　法：

1. 先将燕麦洗净加水入蒸箱蒸熟备用.

2. 山药去皮洗净切小菱形块焯水。

3. 砂锅加水，山药、燕麦、冰糖、红枣，小火煮至 20 分钟，山药软烂即可。

功　效：健脾益胃，助消化。

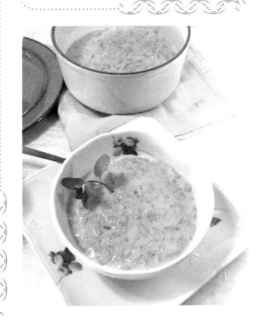

大米

补中益气安神

别　　　名	粳米、硬米、稻米。
性味归经	味甘，性平；归脾、胃经。
建议食用量	每餐50～100克。

营养成分

蛋白质、脂肪、碳水化合物、粗纤维、钙、磷、铁、维生素 B_1、维生素 B_2、烟酸、蛋氨酸、缬氨酸、亮氨酸、异亮氨酸、苏氨酸、苯丙氨酸、色氨酸、赖氨酸、谷维素、花青素等。

助眠功效

大米含 B 族维生素，可缓解失眠症状；其中的粗纤维，有助于胃肠蠕动，预防便秘，缓解失眠患者的精神压力。

食用功效

大米中各种营养素含量虽不是很高，但如用量大，也有较高的营养价值，所以大米是补充营养素的基础食材。大米粥和米汤都是利于幼儿和老年人消化吸收的食品。大米所含的植物蛋白质可以使血管保持柔韧性，所含的水溶性膳食纤维可以防治便秘。糙米含矿物质、维生素和膳食纤维，是很好的保健食品。

食用宜忌

一般人群均可食用，是老弱妇孺皆宜的食物，病后脾胃虚弱或烦热口渴的病人更为适宜。大米多用来煮粥、蒸米饭，以这种形式进食最容易被消化和吸收，也能加强和改善胃的功能，有益于营养的吸收。在煮米粥时，切记不要加碱，否则会对大米中的维生素造成破坏。

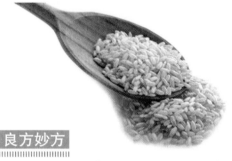

良方妙方

1.失眠：茯苓末50克，粳米100克。先将粳米煮粥，临熟，下茯苓末同煮食之。可养心安神。

2.肠风下血：陈仓米30克，柿蒂7个，加水同煮熟，去柿蒂服食。

3.便秘：早稻秆1把，烧灰水冲，服上层澄清液120克。

4.黄疸：早稻草60克，薏苡仁根30克，水煎服，数次。

经典论述

1.《名医别录》："主益气，止烦，止泄。"

2.《食鉴本草》："补脾，益五脏，壮气力，止泻痢。"

养生食谱

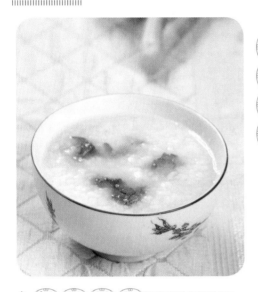

◆ 白果腐竹粥

主　料：大米、白果仁各100克。

配　料：腐竹适量。

调　料：盐、食用油适量。

做　法：

1.大米洗好用少许盐、食用油腌半小时以上。将腌好的大米以及白果倒入压力锅内。

2.注入半锅清水，用大火煮沸。约半小时熄火，待锅里汽排完后，打开锅盖继续大火煮沸。

3.将洗泡过的腐竹加入一起煮沸，煮约5分钟即可熄火即可。

功　效：养胃，清肺热，固肾气。

◆ 荠菜粥

主　料：鲜嫩荠菜100克，粳米100克。

调　料：白糖、精盐、食用油各适量。

做　法：

1.将荠菜洗净，切碎，压轧取汁（或用白净布绞汁），粳米淘洗净。

2.将粳米放入锅内，加水适量，先用大火烧沸，转为小火熬煮至米熟，下入白糖、食用油、精盐、菜汁，继续用小火熬煮，米烂成粥，即可食用。

功　效：补虚健脾，明目止血。

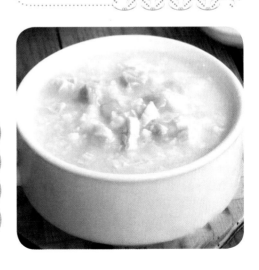

红薯

补虚健胃可助眠

别　　　名	蕃薯、地瓜、甘薯。
性味归经	味甘，性平；归脾、胃、大肠经。
建议食用量	每次约150克。

营养成分

糖、蛋白质、脂肪、粗纤维、胡萝卜素、维生素 B_1、B_2、C 和钙、磷、铁等。

助眠功效

红薯提供大量的黏液蛋白、糖、维生素 C 和维生素 A，因此具有补虚乏、益气力、健脾胃、强肾阴以及和胃、暖胃、益肺等功效，对失眠患者有益。

食用功效

红薯含有丰富的淀粉、维生素、纤维素等人体必需的营养成分，还含有丰富的镁、磷、钙等矿物元素和亚油酸等。这些物质能控制胆固醇的沉积，保持血管弹性，防止亚健康和心脑血管疾病。红薯中还含有大量黏液蛋白，能够防止肝脏和肾脏结缔组织萎缩，提高人体免疫力。红薯中还含有丰富的矿物质，对于维持和调节人体功能，起着十分重要的作用，其中的钙和镁可以预防骨质疏松症。

食用宜忌

红薯适宜放置在阴凉、通风、干燥处保存。需注意防潮、防霉。清洗时要注意，用刷子轻轻刷掉红薯表皮上的泥土，刷洗干净即可，尽量不要破坏红薯的外皮，以免导致红薯贮存时间变短。

良方妙方

1.乳腺炎：白甘薯洗净去皮，切碎捣烂，敷患处，觉局部发热即换，敷数日可好转。

2.夜盲症：甘薯叶120克，和猪肝煮食，连服2～3次。

3.急性胃肠炎：甘薯藤60～90克，加生盐炒焦，冲水煎服。

经典论述

1.《本草纲目拾遗》："补中，和血，暖胃，肥五脏。白皮白肉者，益肺生津。煮时加生姜一片调中与姜枣同功；同红花煮食，可理脾血，使不外泄。"

2.《随息居饮食谱》："食补脾胃，益气力，御风寒，益颜色。"

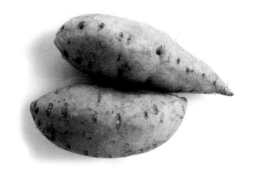

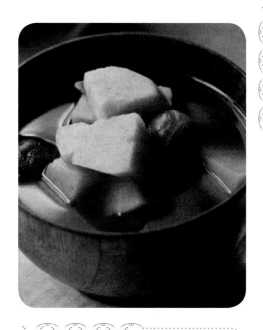

◆ 红薯粥

主　料：红薯500克，粳米100克。

做　法：

1.将洗净的红薯去皮切成丁，粳米淘洗干净。

2.在锅中放入适量的清水，将红薯丁和粳米放进去一起煮粥。

3.先用大火烧开，然后换成小火熬成粥即可。

功　效：养胃润肠。

◆ 红薯桂圆汤

主　料：玉竹末3克，炙甘草末2克，桂圆肉5克，红薯50克。

做　法：红薯洗净，带皮切块，用500毫升的水加入玉竹、炙甘草、桂圆肉一起煮沸后，转小火炖煮2分钟即可。

功　效：和血，暖胃，安神。

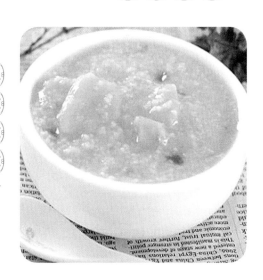

黄豆

健脑益智调失眠

别　　　名	黄大豆、菽豆。
性味归经	味甘，性平；归脾、大肠经。
建议食用量	每天约40克。

营养成分

蛋白质、优质脂肪、氨基酸和磷、钙、铁、锌等。

助眠功效

黄豆中的不饱和脂肪酸和大豆卵磷脂能保持血管弹性并健脑，对失眠也有一定的调理功效，还能利肝，保持精力充沛。

食用功效

最近研究发现黄豆中所含的蛋白质可以软化因年老而变脆的血管，而且黄豆脂肪中所含的亚油酸，具有清除沉积在血管壁上的胆固醇的效能。黄豆还能提供延缓机体老化的维生素和皂苷。黄豆中的钾元素，可减轻盐对人的危害，有预防高血压病的作用。近来专家发现黄豆中含有"植物固醇"，和胆固醇的作用相似，可用来制造激素和细胞膜的成分。但是"植物固醇"不沉积于血管壁，在肠道中先于胆固醇被吸收，所以对胆固醇的吸收起到阻碍作用。黄豆因其铁、钙、磷含量高，对正在生长发育的少年儿童和易患骨质疏松的老年人以及缺铁性贫血患者非常适宜。中医认为，黄豆具有益气养血、健脾宽中、下气利大肠、润燥消肿的功效。

良方妙方

1. 手足肿痛：黄豆30克，白矾6克，花椒9克，水煎，趁热先熏后洗，每日1次。

2. 习惯性便秘：每日以黄豆皮20克水煎，分3次服。

经典论述

1.《食疗本草》："益气润肌肤。"

2.《本草汇言》："煮汁饮，能润脾燥，故消积痢。"

3.《日用本草》："宽中下气，利大肠，消水胀，治肿毒。"

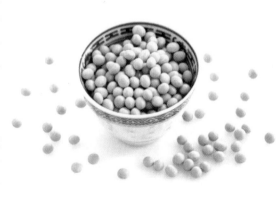

养生食谱

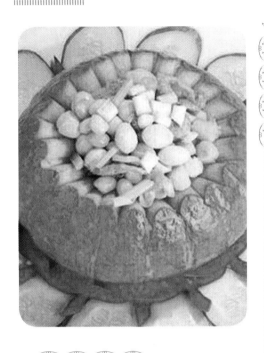

◆ 黄豆排骨汤

主　料：黄豆150克，排骨600克。

调　料：大头菜、生姜各适量，盐少许。

做　法：

1.黄豆放入锅内略炒，不加油，洗干净，淋干水。

2.大头菜切片，浸透，去咸味，洗干净。生姜洗干净，去皮，切片。

3.排骨洗干净，切块，放入沸水中煮5分钟。

4.瓦煲内加入清水，猛火煲至水沸后放入黄豆、大头菜、生姜、排骨，煮沸，改用中火继续煲至黄豆熟透，以少许盐调味即可。

功　效：健脑益神，养血宁心。

◆ 黄豆蒸南瓜

主　料：黄豆100克，南瓜100克。

调　料：香油、葱、蒜各适量。

做　法：

1.黄豆泡发，洗净备用。

2.南瓜去瓤洗净，做成盅，将黄豆、葱、蒜放入南瓜盅，入蒸锅内蒸15分钟左右。

3.出锅前淋上香油即可食用。

功　效：健胃消食，补脾益气，消热解毒。

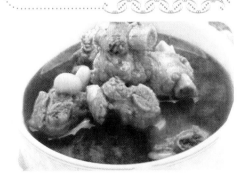

豆浆

清心润肠降脂糖

别　　　名　豆腐浆。

性味归经　味甘，性平；归心、脾、
　　　　　肾经。

用法用量　每日 150 ~ 250 毫升。

营养成分

植物蛋白、磷脂、维生素 B_1、维生素 B_2、烟酸、铁、钙等。

助眠功效

豆浆是中国人喜爱的一种老少皆宜的饮品，在欧美也享有"植物奶"美誉。它具有滋阴润燥、调和阴阳的作用，临睡前一杯小米豆浆，不但营养丰富，还可助眠。

食用功效

春秋饮豆浆，滋阴润燥，调和阴阳；夏饮豆浆，消热防暑，生津解渴；冬饮豆浆，祛寒暖胃，滋养进补。除了传统的单一豆浆外，还可加入红枣、枸杞子、绿豆、百合等做成各种豆浆。

适应人群

适合于所有人群。

良方妙方

1. 动脉硬化：豆浆 500 毫升，与洗净的粳米 50 克、盐少许同入砂锅内，煮至粥稠，表面有粥油为度。大便偏干者适用，可坚持每天早晨食用。

2. 高脂血症：豆浆 500 毫升，粳米 50 克，砂糖或细盐少许，一同放入砂锅内，煮至粥稠，表面有粥油为度。每日早晚餐温热食。

3. 血崩：生豆浆一碗，韭菜汁半碗，调和空腹饮下。

4. 胃及十二指肠溃疡：豆浆 1 碗，加饴糖 15 克，煮沸后每日晨起空腹服之。

5. 淋症：滑石粉、甘草粉为 6:1（即六一散），冲入豆浆饮。

经典论述

1.《药性考》："清热下气，利便通肠，能止淋浊。"

2.《本草纲目拾遗》："清咽，祛腻，解盐卤毒。"

3.《随息居饮食谱》："清肺补胃，润燥化痰。"

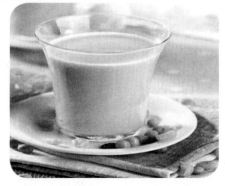

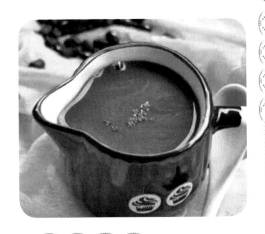

◆ 豆浆蔬果汁

主　料：豆浆 200 毫升。

辅　料：胡萝卜 1 根，苹果半个。

做　法：

1.胡萝卜、苹果分别洗净，去皮，切小块。

2.将以上材料放入榨汁机中，加入豆浆搅打即可。

功　效：帮助消化，促进乳汁分泌。

◆ 芝麻蜂蜜豆浆

主　料：豆浆 70 克。

辅　料：黑芝麻 20 克，杏仁 20 克，水适量。

调　料：蜂蜜适量。

做　法：

1.将黑芝麻、杏仁用清水洗净，备用。

2.将杏仁与黑芝麻装入豆浆机内，加入清水。

3.启动豆浆机，至豆浆煮熟。

4.根据个人喜好加入适量蜂蜜即可饮用。

功　效：乌发养发，补肺益气，润肠通便。

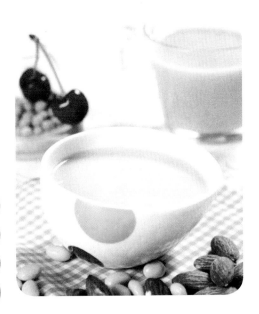

红豆

补血养神疗失眠

别　　名	赤小豆、野赤豆、红小豆。
性味归经	味甘、酸，性平；归心、小肠、肾、膀胱经。
建议食用量	每餐约30克。

营养成分

蛋白质、脂肪、碳水化合物、粗纤维、三萜皂苷、灰分、钙、磷、铁、硫胺素、核黄素、烟酸。

助眠功效

红豆对调理贫血、神经衰弱等症有一定的效用，可缓解失眠症状。

食用功效

红豆有生津、利尿、消胀、除肿、止吐的功效，具有良好的润肠通便、降血压、降血脂、调节血糖、解毒抗癌、预防结石、健美减肥的作用；红豆也是富含叶酸的食物，产妇、乳母多吃红豆还有催乳的功效。

食用宜忌

红豆一般人群都可以食用。因其具有利水除湿、和血排脓、消肿解毒的功效，所以尤其适合水肿、哺乳期女性吃。红豆宜与其他谷类食品混合食用，一般制成豆沙包、豆饭或豆粥。

但需要注意的是，红豆利尿，故尿频的人应少吃。阴虚无湿热者及小便清长者忌食。

适用人群

水肿症患者适用。便秘、肥胖的人适用。

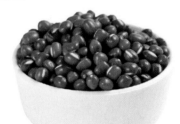

注意事项

红豆不可久食，久食令人黑瘦。阴虚而无湿热者及小便清长者忌食。被蛇咬者百日内忌食红豆。

良方妙方

1.失眠：赤小豆30克，花生叶15克，蜂蜜适量，加水煎汁，去渣顿服，睡前的时候再服用。

2.水肿：赤小豆120克，水煎当茶饮；或以赤小豆研细末，每次9克，每日以温开水冲服3次。或赤小豆与鲤鱼、鲫鱼、雌鸡等煮食。

经典论述

1.《本草纲目》："辟温疫，治产难，下胞衣，通乳汁。"

2.《名医别录》："主寒热，热中，消渴，止泄，利小便，吐逆，卒澼，下胀满。"

养生食谱

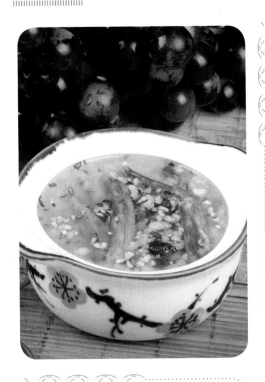

◆ **红豆莲子粥**

主　料：紫米 60 克，红豆 30 克，莲子、花生仁各 20 克。

调　料：冰糖适量。

做　法：

1.紫米、红豆淘洗净，用水浸泡约 3 小时。

2.紫米、红豆加适量水煮沸，改小火煮约 40 分钟。

3.加入花生仁、莲子继续煮约 30 分钟，放冰糖再煮 5 分钟即可。

功　效：健脾补肾，利尿消肿。适用于脾虚食少、便秘、乏力、肾虚尿频、遗精、心虚失眠、健忘、心悸等症。可作为病后体弱者的保健膳食。

◆ **赤豆鸭肉粥**

主　料：赤小豆 25 克，鸭肉 100 克，大米 150 克。

调　料：葱、姜、盐各适量。

做　法：

1.赤豆洗净泡透，鸭肉切成丁备用。

2.大米、赤小豆放入锅内加清水烧沸，再加入鸭肉、葱、姜、盐同煮至粥黏稠熟软即可。

功　效：利水消肿，益胃滋阴。

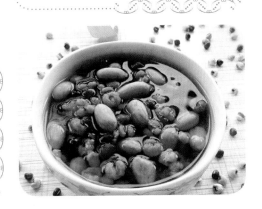

第三节 助眠的水果干果

梨

润肺去燥，镇静助眠

别　　　名	雪梨、香水梨、青梨。
性味归经	味甘、微酸，性凉；归肺、胃经。
建议食用量	每天1~2个（200~300克）。

营养成分

蛋白质、脂肪、维生素 B_1、维生素 B_2、维生素C、钙、磷、铁、胡萝卜素、葡萄糖、果糖、蔗糖、有机酸、酸鞣等。

助眠功效

梨含有大量蛋白质、钙、铁、果糖、苹果酸及多种维生素等。钙有镇静作用，当钙缺乏时，神经系统兴奋性增高，就会出现易醒、烦躁等症状。缺铁也会导致难以入睡，因此多食梨能改善失眠症状。

食用功效

梨中含有丰富的维生素和矿物质。梨鲜嫩多汁，86%都是水分，能促进食欲，祛痰止咳，对咽喉有养护作用。

梨性凉并能清热镇静，能改善头晕目眩等症状；梨中的果胶含量很高，有助于消化、通利大便。梨含有大量的水和有机酸等物质，有降火解暑的功效，有利于大小便畅通，是天热时补充水分和营养的佳品。

食用宜忌

宜食：适宜心脏病、肝炎、口渴、支气管炎、高血压者食用。

忌食：腹泻、胃寒者少食或不食。

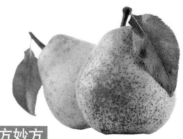

良方妙方

1.失眠、烦闷：鸭梨3枚，砂糖25克。将梨洗净，去皮，切片，加水煎煮20分钟，以白糖调味，分2次服用，饮汤食梨。清热化痰，和中安神。适用于痰热忧心或热病津伤、心失所养的失眠、烦闷之症。

2.失眠口干：雪梨1个，川贝母10克。雪梨去皮切片，川贝母打碎，加入冰糖少许，共炖汤服。

经典论述

1.《本草通玄》："生者清六腑之热，熟者滋五脏之阴。"

2.《本草求原》："梨汁煮粥，治小儿疳热及风热昏躁。"

3.《本草纲目》："润肺凉心，消痰降火，解疮毒酒毒。"

养生食谱

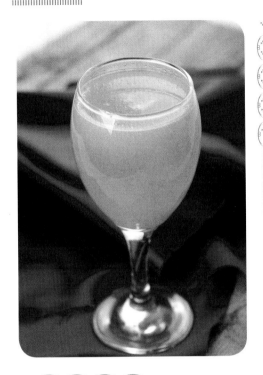

◆ **首乌雪梨炖百合**

主　料：雪梨150克。

辅　料：百合50克，蜂蜜30克，枸杞子3克，何首乌2克。

调　料：盐2克，水450克。

做　法：

1.雪梨去皮切菱形块百合枸杞子洗净滤干备用。

2.取干净沙煲加水、蜂蜜、雪梨、何首乌小火煲制20分钟后加点盐，后放百合、枸杞子即可。

功　效：生津润燥，清热化痰，安神助眠。

◆ **雪梨汁**

主　料：雪梨1个。

调　料：冰糖适量。

做　法：

1.雪梨洗净，去皮去核切成小块。

2.放入榨汁机，加适量白开水及冰糖，榨成果汁即可。

功　效：养阴生津，润肺止咳。对肺燥、肺虚、风寒劳累所致的咳喘有很好的辅助治疗作用。

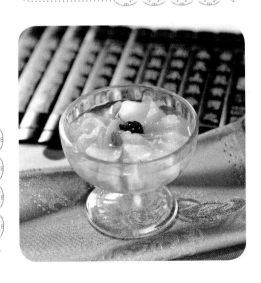

柑橘

益气安神除焦虑

别　　　名	蜜橘、朱砂橘、潮州柑。
性味归经	味甘、酸，性凉；归肺、胃经。
建议食用量	每天 1 ~ 2 个。

营养成分

糖类（葡萄糖、果糖、蔗糖）、多种矿物质（钙、磷、铁等）、维生素（维生素 A、维生素 C、维生素 P、维生素 PP）和果酸，果皮中富含挥发油、类黄酮、橙皮苷、肌醇及维生素 B，柑橘网络中含有较多膳食纤维素。

助眠功效

柑橘中含有大量以柠檬烯为代表的萜类化合物。萜是构成柑橘独特芳香的物质，具有使人的中枢神经镇静的作用。

食用功效

柑橘富含维生素 C 与柠檬酸，前者具有美容作用，后者则有消除疲劳的作用。柑橘内侧薄皮含有膳食纤维及果胶，可以促进通便，并且可以降低胆固醇；橘皮苷可以加强毛细血管的韧性、降血压、扩张心脏的冠状动脉，故柑橘是预防冠心病及动脉硬化的食品。研究证实，食用柑橘可以降低沉积在动脉血管中的胆固醇，有助于动脉粥样硬化发生逆转。另外，柑橘还是水果中不可多得的富含胡萝卜素的水果。

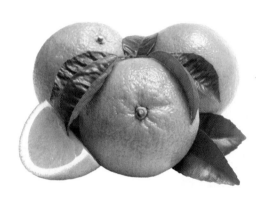

食用宜忌

柑橘富含胡萝卜素，如果短期内过量食用会导致手脚黄染，减少食用后，症状可自行消除。

柑橘一次食用过多，就会"上火"，促发口腔炎、牙周炎等症。

良方妙方

1. 失眠：将橘子皮、梨皮与香蕉皮各 50 ~ 100 克装进不封口的小袋，放枕边，闻果皮香气容易入睡。

2. 干呕哕，手足厥冷：橘皮 6 克，生姜 12 克。上药加水 700 毫升，煮取 300 毫升，温服 100 毫升。本方名为橘皮汤，出自《金匮要略》。

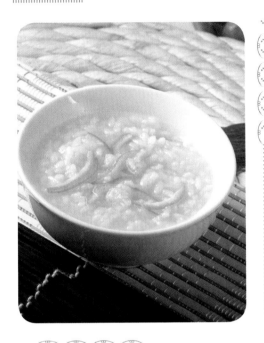

◆ 柑橘汁

主　料：柑橘 1000 克。

做　法：将柑和橘洗净，剥去皮，果肉分成小瓣，撕去筋和膜，去核，放入榨汁机中搅打成果汁即可。

功　效：清热凉血，助生长发育，降低血压。适用于儿童、高血压患者饮服。

◆ 橘皮粳米粥

主　料：橘皮 15 克，粳米 100 克。

调　料：冰糖 30 克。

做　法：

1.橘皮洗净，切块置锅中加水适量，大火烧开再用文火煮半小时，滤去药渣留汁备用；

2.把粳米洗净放入锅中，加药汁水适量烧开，再用文火把粥煮熟，放冰糖搅匀即可。

功　效：调中开胃，补中益气，清心安神。

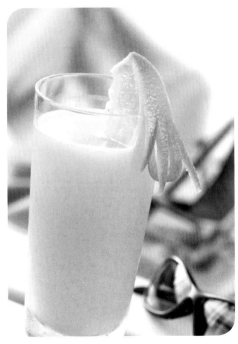

猕猴桃

稳定情绪助睡眠

别　　　名	毛桃、藤梨、奇异果。
性味归经	味甘、酸，性寒；归脾、胃经。
建议食用量	每天1～2个（100～200克）。

营养成分

维生素C、钾元素、糖类、蛋白质、脂肪、磷、钙、镁、铁、胡萝卜素、硫胺素、猕猴桃碱等。

助眠功效

猕猴桃富含维生素C，被誉为"水果之王"。而维生素C具有稳定紧张情绪、舒缓压力的作用。因此，适量进食猕猴桃可改善失眠状况。

食用功效

猕猴桃中的赖氨酸、甲硫氨基酸是帮助肉碱合成的必需氨基酸。而肉碱则是促进脂肪燃烧的有效成分，可以将体内多余的脂肪转换成为热量。所以，多吃猕猴桃对减肥帮助甚大。

猕猴桃是一种助眠功效极好的水果，它含有很多对人体健康有益的矿物质，包括钾、镁、铜、钙、铁，还含有胡萝卜素和维生素C、维生素E。多食用猕猴桃可促进钙的吸收，预防老年骨质疏松，抑制胆固醇的沉积，从而防治动脉硬化；多食用猕猴桃，还能阻止体内产生过多的过氧化物，防止老年斑的形成，延缓人体衰老。

食用宜忌

宜食：适宜高血压、心脏病、动脉硬化、消化道疾病、癌症患者和孕妇食用。

忌食：脾胃虚寒者不宜多食。

良方妙方

1.食欲不振，消化不良：猕猴桃干果60克。水煎服。（《湖南药物志》）

2.偏坠：猕猴桃30克，金柑根9克。水煎去渣，冲入烧酒100毫升，分两次内服。（《闽东本草》）

经典论述

1.《本草拾遗》载："猕猴桃味咸温无毒，可供药用，主治骨节风，瘫痪不遂，长年白发，痔病，等等。"

2.《证类本草》上说："味甘酸，生山谷，藤生著树，叶圆有毛，其果形似鸭鹅卵大，其皮褐色，经霜始甘美可食。"

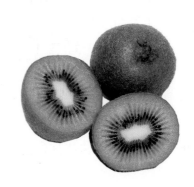

养生食谱

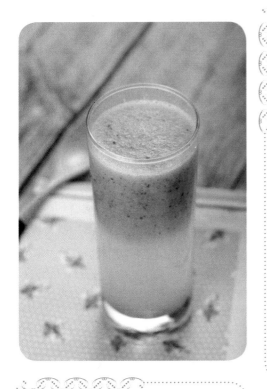

◆ 猕猴桃菠萝苹果汁

主　料：猕猴桃1个，菠萝半个，苹果1个。

做　法：

1. 猕猴桃用勺将果肉挖出；

2. 苹果洗净，去核，切块；

3. 菠萝去皮，切块，用淡盐水浸泡10分钟。

4. 将猕猴桃、苹果和菠萝倒入榨汁机中，加适量凉开水，搅打成汁即可。

功　效：安神助眠，润燥通便。

◆ 猕猴桃汁

主　料：猕猴桃2个。

调　料：白糖适量。

做　法：

将猕猴桃洗干净，去皮，与凉开水一起放入榨汁机中榨出果汁，倒入杯中。加入白糖即可饮用。

功　效：清热生津，止渴利尿，舒缓压力。

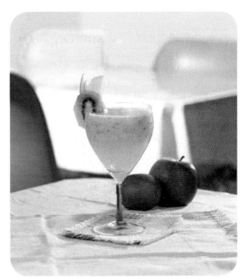

荔枝

补养大脑以助眠

别　　　名	丹荔、丽枝、香果。
性味归经	味甘、酸，性温；归心、脾、肝经。
建议食用量	每天 200 克以内。

营养成分

膳食纤维、蛋白质、脂肪、碳水化合物、核黄素、维生素 C、维生素 A、胡萝卜素、硫胺素、烟酸、镁、硒、钠、钾等。

助眠功效

荔枝对大脑组织有补养作用，对大脑皮质有镇静作用，因而对增强记忆、减轻大脑紧张疲劳特别有效，可改善失眠、健忘、神疲等症。

食用功效

荔枝所含丰富的糖分具有补充热量、增加营养的作用；荔枝肉含丰富的维生素 C 和蛋白质，有助于增强人体免疫功能，提高抗病能力；荔枝有消肿解毒、止血止痛的作用；荔枝拥有丰富的维生素，可促进微细血管的血液循环，防止雀斑，令皮肤更加光滑。

食用宜忌

宜食：适宜体质虚弱、病后津液不足、贫血者食用；适宜脾虚腹泻或老年人五更泻、胃寒疼痛者食用；也适宜口臭者食用。

忌食：荔枝性热，出血病患者、妇女妊娠以及小儿均应忌食。凡属阴虚火旺体质者忌食；糖尿病患者忌食。荔枝不可多食，多食发热；老年人多食荔枝可加重便秘。长青春痘、生疮、伤风感冒或有急性炎症时，也不适宜吃荔枝，否则会加重病症。

良方妙方

1.失眠：荔枝干 8 个，每日早晚服用，可促睡眠。

2.瘰疬溃烂：荔肉敷患处。(《泉州本草》)

3.疔疮恶肿：荔枝肉、白梅各 3 个。捣作饼子，贴于疮上，(《济生秘览》)

经典论述

1.《本草纲目》："荔枝有补脾益肝、生津止呃、消肿痛、镇咳养心等功效。"

2.《生草药性备要》："浸水数日，贴烂脚。"

3.《泉州本草》："治耳后溃疡，晒干，烧存性，研末调茶油，抹患处。"

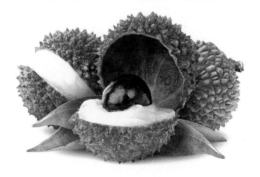

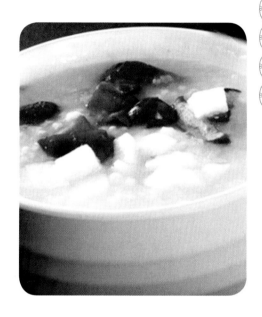

主 料：黑鱼肉 250 克。

辅 料：荔枝 150 克，彩椒 20 克，蛋清 1 个。

调 料：葱姜米、味精各 3 克，盐 4 克，香油、胡椒粉各 2 克，料酒、水淀粉各 5 克、食用油适量。

做 法：

1.黑鱼去皮切片用冷水冲去肉中的血水，用干毛巾沾去水分，加盐、味精、料酒、蛋清、淀粉，上浆过油滑熟备用。

2.荔枝去壳核一切两半，彩椒切菱形块洗净滑油备用。

3.锅中留底油，炒葱姜米，放入原料调味勾芡，翻炒淋香油即可。

功 效：补脾开胃，益智补脑。

◆ 荔枝红枣羹

主 料：新鲜荔枝 100 克，红枣 3 个。

调 料：白糖少许。

做 法：

1.将荔枝去壳、核后切成小块。

2.将红枣洗净，放入锅内，加清水烧开后，放入荔枝、白糖。

3.待糖溶化烧沸，装入汤碗即可。

功 效：生津止渴，补脾养血，理气止痛。

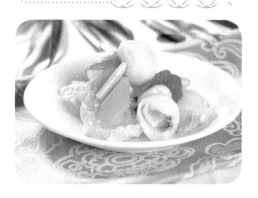

香蕉

清热通便降血压

别　　名	蕉子、蕉果、甘蕉。
性味归经	味甘，性寒；归肺、大肠经。
建议食用量	每天1～2个。

营养成分

碳水化合物、蛋白质、粗纤维，及磷、钙、镁、锰、锌、铜、铁等。

助眠功效

香蕉在人体内能帮助大脑制造一种化学成分——血清素，这种物质能刺激神经系统，给人带来欢乐、平静及瞌睡的信号，甚至还有镇痛的效果。因此，非常适合于因燥热所致的失眠患者食用。

食用功效

香蕉含有大量糖类物质及其他营养成分，可充饥、补充营养及热量。香蕉性寒，能清肠热，味甘能润肠通便，可治疗热病烦渴等症；香蕉能缓和胃酸的刺激，保护胃黏膜；香蕉中含有血管紧张素转化酶抑制物质，可以抑制血压的升高。香蕉属于高钾食品，钾离子可强化肌力及肌耐力，因此特别受运动员的喜爱。同时钾对人体的钠具有抑制作用，多吃香蕉，可降低血压，预防高血压和心血管疾病。香蕉果肉甲醇提取物对细菌、真菌有抑制作用，可消炎解毒。

食用宜忌

香蕉中有较多的镁元素，镁是影响心脏功能的敏感元素，对心血管产生抑制作用。空腹吃香蕉会使人体中的镁骤然升高，从而对心血管产生抑制作用，不利于身体健康。

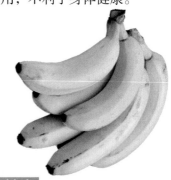

良方妙方

1. 失眠：香蕉100克～150克，煎汤服用。

2. 肺热咳嗽：香蕉1～2只，冰糖炖服。每日1～2次，连服数日，效果佳。

经典论述

1.《本草求原》："止咳润肺解酒，清脾滑肠，脾火盛者食之，能止泻止痢。"

2.《本草纲目拾遗》："收麻风毒。两广等地湿热，人多染麻风，所属住处，人不敢处，必种香蕉木本结实于院中，一年后，其毒尽入树中乃敢居。"

养生食谱

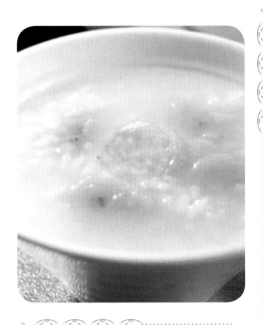

◆ 香蕉粳米粥

主　料：新鲜香蕉 250 克，粳米 100 克。

调　料：冰糖适量。

做　法：

1.先将香蕉去皮，切成丁状。

2.粳米淘洗干净，以清水浸泡 2 小时后捞出沥干。

3.将锅放火上，倒入 1000 毫升清水，加入粳米，用旺火煮沸，再加入香蕉丁、冰糖，改用小火熬 30 分钟即成。

功　效：清热，润肠，健脾。

◆ 香蕉百合银耳汤

主　料：干银耳 15 克，鲜百合 120 克，香蕉 2 根。

辅　料：枸杞子 5 克，冰糖 100 克，水适量。

做　法：

1.将干银耳泡水 2 小时，拣去老蒂及杂质后撕成小朵，加水 4 杯入蒸笼蒸 30 分钟取出备用。

2.新鲜百合剥开洗净去老蒂。

3.香蕉洗净去皮，切为 0.3 厘米的小片。

4.将所有材料放入炖盅中，加冰糖入蒸笼蒸 30 分钟即可。

功　效：养阴润肺，生津通肠。

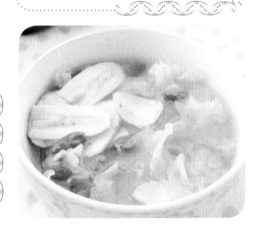

桂圆

补血安神养心脾

别 名	益智、龙眼、比目、荔枝奴、亚荔枝、木弹、骊珠、燕卵、鲛泪、圆眼。
性味归经	味甘，性温；归心、脾经。
建议食用量	每天5颗左右。

营养成分

葡萄糖、酒石酸、蛋白质、脂肪、维生素C、维生素K、维生素P、灰分、铁、钙、磷、钾、氨基酸、皂素、鞣质、胆碱等。

助眠功效

桂圆，具有补益心脾、养血安神等作用，对健忘、心悸、神经衰弱之不眠症等都有很好的改善调理作用。

食用功效

桂圆含有多种营养物质，有补血安神、健脑益智、补养心脾的功效。研究发现，桂圆对子宫癌细胞的抑制率超过90%，妇女更年期是妇科肿瘤好发的阶段，适当吃些桂圆有利健康。桂圆有补益作用，对病后需要调养及体质虚弱的人有辅助疗效。

桂圆还可治疗贫血和因缺乏烟酸造成的皮炎、腹泻、痴呆甚至精神失

常等疾病。对其保健功效，李时珍说"食品以荔枝为美，滋益则龙眼为良"。在食籍中也多有记载。今为民间常用滋补食品之一。

良方妙方

1. 失眠、健忘：鲜桂圆500克，白糖50克。将鲜桂圆去皮和核，放入碗中，加白糖，上笼蒸，晾3次，使色泽变黑。将变黑的桂圆拌白糖少许，装入瓶中即成。每次服桂圆肉4粒，每日2次。养心安神。适用于病后体弱及心血不足所致的失眠、心悸、健忘等。

2. 思虑过度，劳伤心脾，虚烦不眠：桂圆干15克，粳米60克，莲子10克，芡实15克，加水煮粥，并加白糖少许。（《食疗粥谱》）

经典论述

1.《日用本草》："益智宁心。"

2.《得配本草》："益脾胃，保心血，润五脏，治怔忡。"

3.《泉州本草》："壮阳益气，补脾胃。"

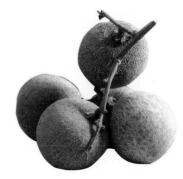

养生食谱

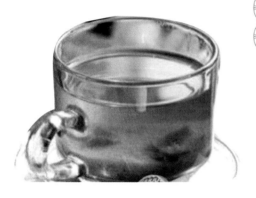

◆ 小米桂圆粥

主　料：小米 200 克，桂圆 20 克，红糖 10 克。

做　法：小米和桂圆洗净，将锅置火上，放入适量清水、小米，先用大火煮沸，加入桂圆肉，改用小火煮至粥熟，调入适量红糖即可食用。

功　效：养血安神，补虚长智。

◆ 桂圆酒茶

主　料：桂圆肉 200 克。

辅　料：红糖、香油和米酒适量。

做　法：将桂圆放入锅中，加入两杯清水一起煮，加入红糖、香油和米酒，煮至沸腾即可饮用。

功　效：热身补血，利于睡眠。

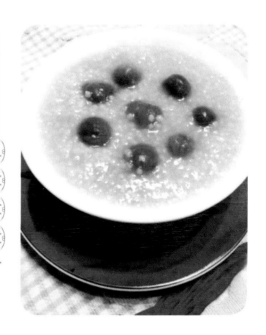

黑芝麻

养血润燥补肝肾

别　　　名	胡麻、脂麻、乌麻、黑油麻、乌芝麻、黑脂麻、巨胜子。
性味归经	味甘，性平；归肝、肾、大肠经。
建议食用量	每天 10 ~ 20 克。

营养成分

蛋白质、脂肪、钙、磷、铁、芝麻素、花生酸、芝麻酚、油酸、棕榈酸、硬脂酸、甾醇、卵磷脂、维生素 A、维生素 B、维生素 D、维生素 E 等。

助眠功效

黑芝麻含有丰富的不饱和脂肪酸、维生素 E 和钙，这些营养成分都有助眠作用，常食可缓解失眠，改善睡眠质量。

食用功效

黑芝麻中含有的不饱和脂肪酸能促进红血细胞的生长，能保护肝、胃，同时能补充人体所需要的钙质，可降血压。黑芝麻具有保健功效，一方面是因为含有优质蛋白质和丰富的矿物质；另一方面是因为含有丰富的不饱和脂肪酸、维生素 E 和珍贵的芝麻素及黑色素。

芝麻是植物油中的佼佼者，所含脂肪酸85% ~ 90% 为不饱和脂肪酸，易被人体吸收。芝麻中维生素 E 含量丰富，而维生素 E 可增强细胞的抗氧化作用，保护人体，延缓衰老。

食用宜忌

芝麻仁外面有一层稍硬的膜，把它碾碎才能吸收其中的营养，所以整粒的芝麻应加工后再吃。炒制芝麻时注意控制火候，切忌炒煳。

患有慢性肠炎、便溏腹泻者忌食；根据前人经验，男子阳痿、遗精者忌食。

良方妙方

神经衰弱、失眠：核桃仁、黑芝麻、桑叶各50 克。捣烂如泥，做成丸，每丸 3 克。每次服9 克，每日 2 次。适用于失眠较久的人。

经典论述

1.《抱朴子》："耐风湿，补衰老。"

2.《唐本草》："生嚼涂小儿头疮及浸淫恶疮。"

3.《食疗本草》："润五藏，主火灼，填骨髓，补虚气。"

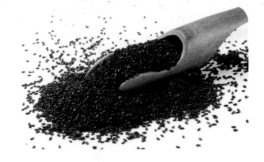

养生食谱

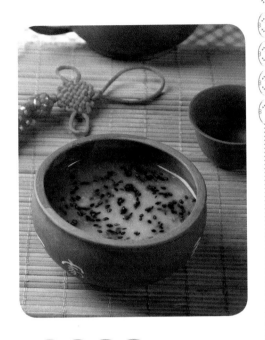

◆ 芝麻淮粉羹

主 料：黑芝麻 30 克，淮山药 50 克。

调 料：白糖 20 克。

做 法：

1.将黑芝麻、淮山药研制成粉待用；

2.锅中水烧沸下入黑芝麻、淮山粉搅匀，熬至黏稠加白糖即可。

功 效：乌发益肾，润肠通便。

◆ 黑芝麻糊粥

主 料：黑芝麻 10 克，粳米 20 克，蜂蜜适量。

做 法：

1.先将黑芝麻晒干后炒熟研碎。

2.再将粳米加适量的清水入锅煮粥，煮至八成熟时加入炒熟的黑芝麻和蜂蜜，搅拌均匀后稍煮即成。

功 效：补肝肾，润五脏。适用于产后乳汁不足、消瘦、便秘、须发早白等。主治五脏虚损、慢性便秘、老年血管硬化、肺燥咳嗽等症。

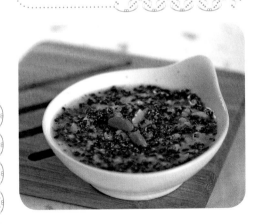

腰果

·——健脾养血补脑肾

别　　　名	核桃仁、山核桃、胡桃、羌桃、黑桃。
性味归经	味甘，性温；归肾、肺、大肠经。
建议食用量	每次1个（150～200克）。

营养成分

维生素 A、维生素 B_1、维生素 B_2、维生素 C、维生素 D、维生素 E、生物素、胡萝卜素、叶酸、泛酸、烟酸、钙、铁、硒等。

助眠功效

腰果中的脂肪成分主要是不饱和脂肪，该物质是大脑组织细胞代谢的重要物质，能滋养脑细胞，增强脑功能，改善失眠症状。

食用功效

腰果含有丰富的油脂，可以润肠通便、润肤美容、延缓衰老。腰果含丰富的维生素 A，是优良的抗氧化剂，能使皮肤有光泽、气色变好。还具有催乳的功效，有益于产后乳汁分泌不足的妇女。腰果中含有大量的蛋白酶抑制剂，经常食用腰果可以提高人体抗病能力、增进性欲。

食用宜忌

腰果含有多种致敏原，过敏体质者吃了容易出现嘴巴刺痒、打喷嚏、流口水等症状，严重者甚至会引发过敏性休克。另外，腰果富含油脂，不适合肥胖人多食。

腰果与酒不宜同食，因为酒中的乙醇会抑制腰果中的脂肪氧化，使脂肪蓄积在肝脏中，容易增加肝脏中的脂肪量，不利于肝脏功能。

温馨贴士

腰果所含脂肪大部分由有益脂肪酸组成，但仍属于高脂食物，而且热量也高，因此不要食用过量，尤其是想减肥的人更不宜多吃。一般人的食用量以每次 10～15 粒（30～50 克）较为适当。

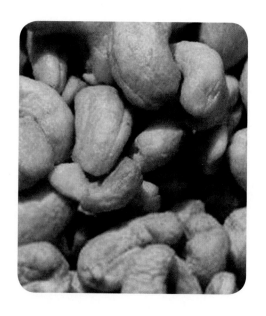

养生食谱

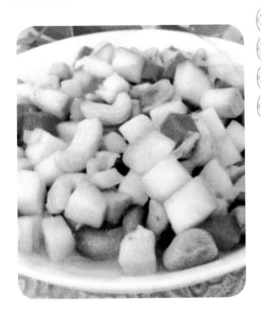

◆ 西芹腰果炒虾仁

主　料：西芹 200 克，虾仁 50 克，腰果 50 克。

调　料：植物油、葱、姜、盐、胡椒粉各适量。

做　法：

1. 虾仁去虾线，洗净擦干后加入调味料腌渍 20 分钟；

2. 西芹、葱、姜洗净，西芹、葱切段、姜切片。

3. 锅中放入植物油烧热，放入腰果，转小火炒至腰果变色，捞出沥干，放入虾仁过油捞出沥干；

4. 锅中留 1 大匙植物油烧热，先放入葱、姜爆香，再放入虾仁及腰果同炒，最后加入盐及胡椒粉调味即可盛盘。

功　效：可以改善肾亏引起的腰酸和乏力。

◆ 腰果鲜贝

主　料：鲜贝 150 克，熟腰果 50 克，黄瓜半根。

调　料：料酒、姜片、胡萝卜、盐、味精、水淀粉和食用油适量。

做　法：

1. 鲜贝洗净后焯烫，捞出，沥干；黄瓜洗净，切丁。

2. 食用油烧热，放姜片爆香，放入鲜贝和料酒翻炒；放入腰果和黄瓜、胡萝卜，下盐和味精调味，勾芡即可。

功　效：降低胆固醇。

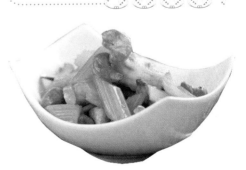

核桃

补脑益智助睡眠

别 名	核桃仁、山核桃、胡桃、羌桃、黑桃。
性味归经	味甘，性温；归肾、肺、大肠经。
建议食用量	每次1个（150～200克）。

营养成分

蛋白质、脂肪、碳水化合物、纤维、烟酸、泛酸、铜、镁、钾、维生素 B_6、叶酸、维生素 B_1、磷、铁、维生素 B_2 等。

助眠功效

核桃仁含有较多的蛋白质及人体必需的不饱和脂肪酸。这些成分是大脑组织细胞代谢的重要物质，能滋养脑细胞，增强脑功能，改善睡眠质量，常用于辅助治疗神经衰弱、失眠、健忘、多梦等症状。

食用功效

核桃与杏仁、榛子、腰果并称为"世界四大干果"。核桃仁有防止动脉硬化、降低胆固醇的作用。核桃仁含有大量维生素E，经常食用有润肌肤、乌须发的作用，可以令皮肤滋润光滑，富于弹性。当感到疲劳时，嚼些核桃仁，有缓解疲劳和压力的作用。核桃仁中钾含量很高，适合高血压病人食用。

食用宜忌

宜食：核桃一般人群均可食用。尤其适宜肾虚、肺虚、神经衰弱、气血不足、癌症患者以及脑力劳动者与青少年食用。

忌食：腹泻、阴虚火旺、痰热咳嗽、便溏腹泻、内热盛及痰湿重者均不宜食用。

良方妙方

1.头晕、眼花、失眠：核桃仁、黑芝麻、枸杞子、五味子、菊花各等份，蜂蜜适量。共捣烂，研为细末，炼蜜为丸，每丸重15克，每次1丸，每日3次，空腹服。

2.失眠：用核桃仁50克，加大米100克煮粥，可以治虚证失眠。

经典论述

《本草拾遗》："食之令人肥健。"

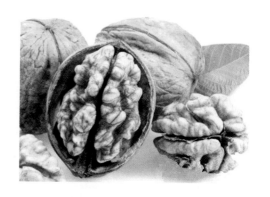

养生食谱

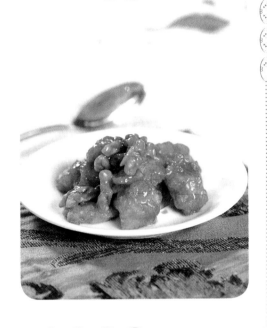

◆ 助眠小炒

主 料： 鲜核桃仁100克，芦笋、山药、木耳、莴笋各50克。

辅 料： 红腰豆15克，彩椒10克。

调 料： 盐4克，鸡粉、葱油各3克，香油2克，水淀粉150克。

做 法：

1.芦笋、莴笋、山药切片，彩椒切块备用。

2.锅内放入葱油加入鲜核桃仁、芦笋、山药、木耳、莴笋、红腰豆、彩椒，煸炒调味放入盐、鸡粉、香油，勾芡出锅即可。

功 效： 健脑补肾，养血益智，安神助眠。

◆ 酱爆桃仁鸡丁

主 料： 鸡丁300克，干桃仁100克。

调 料： 甜面酱15克，味精2克，白糖15克，香油2克，食用油适量。

做 法：

1.鸡丁上浆滑油备用。

2.核桃仁轻炸熟备用。

锅内放食用油，加入甜面酱、盐、白糖、味精、料酒调好味，放入鸡丁、核桃仁翻炒均匀，淋香油即可。

功 效： 益气养血，补肾益精。

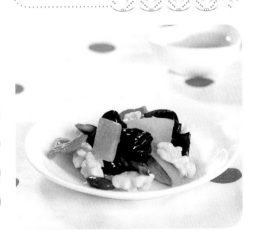

莲子

养心安神补脾肾

别　　　名	莲肉、莲米、藕实、水芝丹、莲实、泽芝、莲蓬子。
性味归经	味甘、涩，性平；归脾、肾、心经。
用法用量	内服：煎汤，6～15克；或入丸、散。

营养成分

淀粉、蛋白质、脂肪、碳水化合物、钙、磷、铁、荷叶碱、N-去甲基荷叶碱、氧化黄心树宁碱、N-去甲亚美罂粟碱等。

助眠功效

莲肉味涩性平，莲心味苦性寒，均有养生安神之功效。《中药大辞典》称其可治"夜寐多梦"。研究表明，莲子含有莲心碱、芸香苷等成分，具镇静作用，可促进胰腺分泌胰岛素，使人入眠。睡前可将莲子用水煎，加盐少许服用；或将莲子煮熟加白糖食用。莲子清香可口，有补心益脾、安神养血的功效，可增加5-羟色胺的供给量而助人入睡。

功用疗效

补脾止泻，益肾涩精，养心安神。用于脾虚久泻，遗精带下，心悸失眠。

适应人群

体质虚弱、心慌、失眠多梦、遗精者适用。脾气虚，慢性腹泻之人适用。癌症病人及放疗化疗后适用。脾肾亏虚、白带过多之妇女适用。

注意事项

莲子不能与牛奶同服，否则加重便秘。服食莲子期间，少吃辛辣或者刺激性食物。中满痞胀及大便燥结者忌服。

良方妙方

失眠：莲子30克，百合15克，冰糖适量。将莲子、百合用清水泡发，洗净，入锅煎汤，加入冰糖调服。每晚睡前1剂。补脾益肾，养阴清热，养心安神。用治心肾不交型失眠。

经典论述

1.《本草纲目》："交心肾，厚肠胃，固精气，强筋骨，补虚损，利耳目，除寒湿，止脾泄久痢，赤白浊，女人带下崩中诸血病。"

2.《神农本草经》："主补中、养神、益气力。"

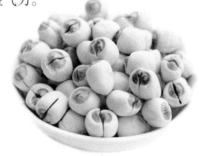

养生食谱

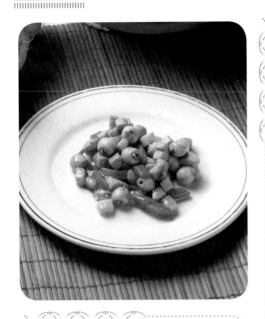

◆ 莲子桂圆粥

主　料：莲子30克，桂圆肉
30克，红枣8颗，糯米150克。

做　法：

1.莲子去心，桂圆肉用清水洗
净，红枣去核洗净。

2.锅上火加适量的水烧开，加
入糯米煮5～8分钟后，加入
莲子、桂圆、红枣，烧开后，
用小火煮至30～35分钟即可。

功　效：补脾益肾，养心安神。

◆ 莲子炒鸭丁

主　料：莲子（水发）50克，鸭
胸肉200克。

辅　料：胡萝卜50克。

调　料：葱、姜、料酒、盐、味精、
淀粉、食用油各适量。

做　法：

1.鸭肉切丁码味上浆，滑油至熟
备用，莲子煮至熟软备用，胡萝
卜去皮切丁飞水备用。

2.锅中留底油煸香葱姜，下入鸭丁、
莲子、料酒、盐、味精炒匀，勾
芡即可。

功　效：滋阴益肾。

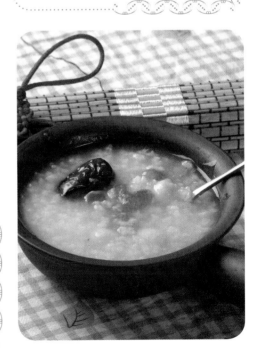

第四节 助眠的鱼肉禽奶类

黄鱼

开胃益气又安神

别　　名	黄花鱼、石首鱼、大王鱼。
性味归经	味甘，性平；归胃、肾经。
用法用量	每日 30～50 克。

营养成分

蛋白质、脂肪、碳水化合物、钙、磷、铁、维生素 B_1、B_2 以及烟酸等。

助眠功效

黄鱼蛋白质含量丰富，含有大量人体所需氨基酸，适当补充，有助于改善神经功能，帮助缓解失眠症状。

功用疗效

黄鱼含有丰富的蛋白质、微量元素和维生素，对人体有很好的补益作用，对体质虚弱和中老年人来说，食用黄鱼会收到很好的食疗效果。黄鱼含有丰富的微量元素硒，能清除人体代谢产生的自由基，能延缓衰老，提高免疫力。中医认为，黄鱼有健脾开胃、安神止痢、益气填精之功效，对贫血、失眠、头晕、食欲不振及妇女产后体虚有良好疗效。

适应人群

一般人均宜于食用。头晕，失眠，贫血，以及久病胃虚食减者宜食。

黄鱼是发物，哮喘病人和过敏体质的人应慎食。

注意事项

黄鱼不可与荞麦同食，会令人失声；不能与中药荆芥同食。

良方妙方

1.高脂血症：黄鱼胆 1 个，虎耳草 15 克，山楂根、茶树根各 50 克，大枣 5 枚，共煎服。每日 1 剂，分 2 次服。

2.小便不通：鱼脑石末，水服 10 克，每日 3 次。

3.肺结核：鱼鳔、山药各适量，煎服。

4.肾亏腰痛：鱼鳔胶、鹿角片等量，砂锅炒至色黄松脆，共研细末，以黄酒或葡萄酒送服，每次 3 克，日 2～3 次。

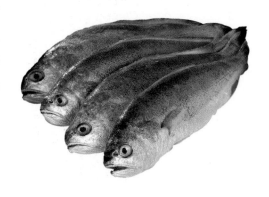

养生食谱

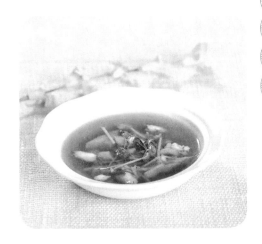

◆ **醋香黄鱼羹**

主　料：大黄鱼一条约750克。

辅　料：马蹄30克，枸杞子10克，豆苗5克。

调　料：米醋15克，盐6克，鸡粉5克，水淀粉20克，鲜鸡汤500克。

做　法：

1. 黄鱼洗净切粒，马蹄切粒备用。

2. 锅内放入鲜鸡汤，加入黄鱼、马蹄、米醋、盐、鸡粉，放入枸杞子、豆苗烧开，勾芡出锅即可。

功　效：健脾开胃，补虚养身，安神益气。

◆ **醋溜黄鱼丸**

主　料：黄鱼肉350克。

辅　料：水发木耳35克，香菜10克，葱丝5克，蛋清1只，淀粉5克。

调　料：盐、米醋、鸡粉、葱姜各5克，料酒10克，香油、胡椒粉各2克，食用油适量。

做　法：

1. 黄鱼去皮去骨洗净，用刀刮出鱼茸放入容器中。

2. 鱼茸加盐、味精、料酒、蛋清、淀粉，顺时针搅拌上劲，放冷藏柜中放20分钟。

3. 打好的鱼胶入开水氽成鱼丸备用。

4. 锅中加食用油，煸香葱、姜，淋料酒，加盐、味精、胡椒粉调味，勾芡淋油后放香菜、葱丝即可。

功　效：健脾开胃，益气填精，安神定志。

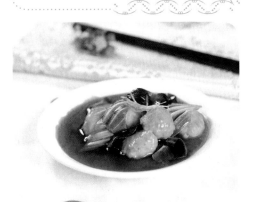

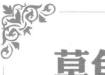

草鱼

暖胃平肝，祛风降压

别　　名	鲩鱼、混子、草鲩、草包鱼、草根鱼、草青、白鲩。
性味归经	味甘，性温；归肝、胃经。
建议食用量	每次约100克。

营养成分

蛋白质、脂肪、钙、磷、铁、硫胺素、核黄素、烟酸等。

助眠功效

草鱼富含的铜是人体健康不可缺少的微量元素，对血液、中枢神经和免疫系统都有重要调节作用，以及肝、心、脑等的发育和功能有重要影响，可起到改善失眠的作用。

食用功效

草鱼含有丰富的硒元素，经常食用有抗衰老、养颜的功效，有助提高免疫力。草鱼含有丰富的不饱和脂肪酸，对血液循环有利，是心血管病人的良好食物。对于身体瘦弱、食欲不振的人来说，草鱼肉嫩而不腻，可以开胃、滋补。

食用宜忌

草鱼要新鲜，煮时火候不能太大，以免把鱼肉煮散。

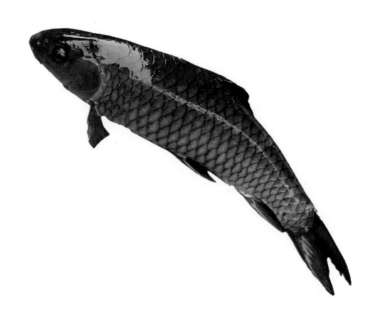

养生食谱

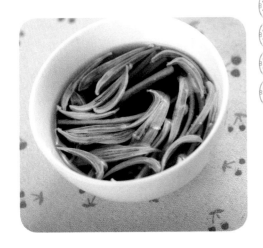

◆ 菊花鱼片汤

主　料：菊花 100 克，草鱼肉 300 克。

辅　料：冬菇 50 克。

调　料：姜、葱、料酒、盐各适量。

做　法：

1.将菊花瓣摘下，用清水浸泡，沥干水分；鱼肉切成 3 厘米见方的鱼片；姜切片，葱切段。冬菇切片。

2.汤锅内加入清汤，投入姜和葱，盖上盖子烧开后下入鱼片和冬菇，烹入少许料酒，等鱼片熟后，捞出冬菇、葱姜，再放入菊花、盐调味即可。

功　效：暖胃和中，清热化痰，清肝养肾。

◆ 草鱼烧豆腐

主　料：净草鱼肉、豆腐各 100 克，豌豆苗、竹笋各 10 克。

调　料：植物油、盐、味精、葱末、姜末、鸡汤各适量。

做　法：

1.鱼肉去刺，切小丁；豆腐切小丁；竹笋洗净，切薄片；豌豆苗洗净，切段。

2.炒锅放植物油，旺火烧至八成热，倒入鱼丁煎至黄色。

3.往锅中倒入料酒、葱末、姜末、盐煸炒。

4.将鸡汤倒入锅中，加竹笋、豆腐，加盖，转小火，焖烧约 3 分钟。

5.转大火将汁收浓，将豌豆苗、味精放入锅中，拌匀即成。

功　效：补中调胃，利水消肿。

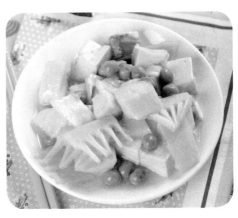

虾

镇惊安神以助眠

性味归经 味甘，性温；归肝、肾经。

建议食用量 每次 50 ～ 100 克。

营养成分

蛋白质、脂肪、碳水化合物、灰分、钙、磷、铁、维生素 A、硫胺素、核黄素、烟酸等。

助眠功效

虾的营养价值极高，虾皮有镇静作用，常用于辅助治疗神经衰弱、失眠、自主神经功能紊乱诸症。另外，虾中含有丰富的铜元素，有助于改善失眠。

食用功效

海水虾味甘咸性温，功能为补肾壮阳、滋阴健胃，其壳有镇静的作用。淡水虾的主要品种为沼虾，俗称青虾。味甘性温，具有补肾壮阳、下乳汁、解毒疗疮的功效。

食用宜忌

中医认为，有宿疾者、正值上火之时不宜食虾；体质过敏，如患过敏性鼻炎、哮喘、过敏性皮炎者不宜吃虾；痛风患者也不宜吃虾。

良方妙方

1.神经衰弱：虾壳 15 克，酸枣仁、远志各 9 克，水煎服。

2.遗精：鲜虾仁 150 克，韭菜 200 克，生地 20 克，白酒 50 克，各种佐料适量，放入铁锅内炒熟后即可。

3.阳痿：鲜虾仁 150 克、鸡蛋 1 个与 150 克韭菜同炒，佐餐喝白酒。或海虾仁 7 个，大葱叶 3 条（带汁多者佳），将虾仁装葱叶内，晒干，为末，用茶水送下。

4.下乳：虾肉 100 ～ 150 克，用黄酒炖烂，猪蹄汤送服。

5.肾虚腰痛：虾 50 克，冬虫夏草、九香虫各 9 克，水煮调味食。

经典论述

1.孟诜："小儿患赤白游肿，捣碎敷之。"

2.《本草纲目》："做羹，治鳖瘕，托痘疮，下乳汁，法制壮阳道，煮汁吐风痰，捣膏敷虫疽。"

3.《食物宜忌》："治疣去癣。"

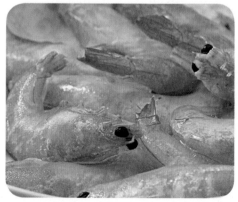

养生食谱

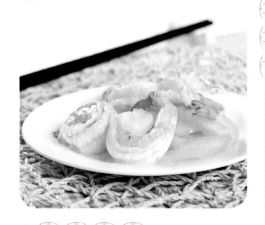

◆ 糟香虾

主　料：虾 250 克。

调　料：香糟卤 10 克，花雕酒 5 克，白糖 2 克，盐 1 克。

做　法：

1.将鲜虾剪去须和腿焯水备用。

2.香糟卤加盐、花雕酒、味精、白糖调成香糟汁，把虾放在里面浸泡 30 分钟入味即可。

功　效：补肾壮阳，养血固精。

◆ 虾仁炒丝瓜

主　料：虾仁 150 克，丝瓜 250 克。

辅　料：红椒 20 克。

调　料：盐 4 克，鸡粉 3 克，料酒 5 克，水淀粉 8 克，香油 2 克，葱姜各 3 克，鸡蛋 1 只，食用油适量。

做　法：

1.将丝瓜去皮去瓤，改刀成象眼片，红椒也改刀成象眼片。

2.将虾仁去水分粘少许盐、料酒、鸡蛋清、淀粉上浆拉油。

3.锅内留底油，煸香葱姜，放滑好的虾仁、丝瓜、红椒，加盐、鸡粉、胡椒粉调好味，勾少许欠点入香油即可。

功　效：解毒除烦，补肾壮阳，滋阴健胃。

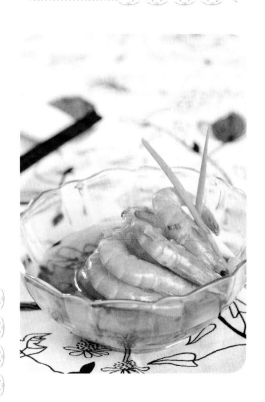

鱿鱼

◆◆ 滋阴养气调血压

别　　　名　枪乌贼、柔鱼、竹快子、小管仔。

性味归经　味甘、咸，性平；归肝、肾经。

建议食用量　每次 50 ~ 100 克。

营养成分

蛋白质、脂肪、牛磺酸，并含有碳水化合物和钙、磷、磺等无机盐。

助眠功效

鱿鱼营养丰富，含有大量的牛磺酸。牛磺酸是一种低热量物质，可抑制血中的胆固醇含量，缓解疲劳，恢复视力，改善肝脏功能，对失眠有较好的疗效。

食用功效

鱿鱼富含镁、钾、锌、硒等元素，利于骨骼发育和增强免疫力。除富含蛋白质和人体所需的氨基酸外，还含多肽和硒有抗病毒、抗辐射作用。

食用宜忌

鱿鱼中含有易诱发皮肤瘙痒、过敏的物质，因此易患湿疹和荨麻疹等过敏体质者不宜食用鱿鱼。此外，生鱿鱼中含有一种多肽成分，容易影响肠胃蠕动，因此，鱿鱼最好是煮熟后再食用。

温馨贴士

优质鱿鱼体形完整坚实，呈粉红色，有光泽，体表略现白霜，肉肥厚，半透明，背部不红；劣质鱿鱼体形瘦小残缺，颜色赤黄略带黑，无光泽，表面白霜过厚，背部呈黑红色或霉红色。在市场常见的鱿鱼有两种：一种是躯干部较肥大的鱿鱼，别称叫"枪乌贼"；一种是躯干部细长的鱿鱼，别称是"柔鱼"，小的柔鱼俗名叫"小管仔"。

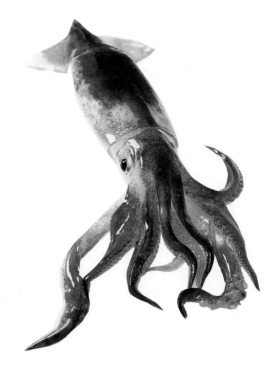

养生食谱

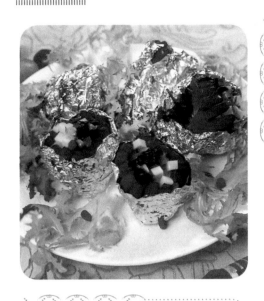

◆ 蟹黄仔鱿

主 料：鱿鱼仔8只(450克)，蟹黄25克，贝母汁15克，黄酒5克。

做 法：

1.鱿鱼仔处理干净，出水后爆炒；

2.蟹黄剁成碎末，扒在鱿鱼仔上，浇上贝母汁即可。

功 效：健脾补肾。

◆ 八珍鲜鱿

主 料：鲜鱿鱼750克。

辅 料：虾肉粒30克，鲜贝粒30克，鱼肚粒30克，仔鸡脯粒30克，冬菇粒15克，冬笋粒15克，鲜山药粒15克，白芍粒15克，绍酒4克，红曲米25克。

做 法：

1.鲜鱿鱼打刀后入红曲水卤制将透；

2.8种辅料分别处理后入味拌匀，放入鱿鱼中，包上锡纸；烤箱220℃烤制12分钟即可。

功 效：健脾柔肝，补血活血。

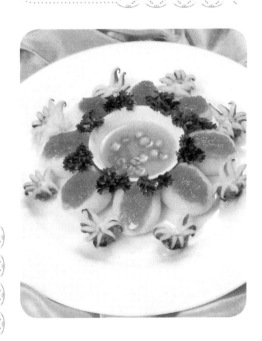

牡蛎

镇惊安神睡得香

别　　　名	生蚝、蛎蛤、古贲、左顾牡蛎、牡蛤。
性味归经	味咸、涩，性微寒；归肝、心、肾经。
建议食用量	30 ~ 50 克。

营养成分

糖原、牛磺酸、谷胱甘肽、维生素 A、维生素 B_1、维生素 B_2、维生素 D、铜、锌、锰、钡、磷及钙等。

助眠功效

牧蛎含有丰富的铜元素，有助于维持人体神经系统的正常活动，抑制内分泌系统处于长久兴奋状态，有助于改善睡眠。

食用功效

牡蛎含 18 种氨基酸、肝糖原、B 族维生素、牛磺酸和钙、磷、铁、锌等营养成分，常吃可以提高机体免疫力。牡蛎所含牛磺酸有降血脂、降血压的功效。牡蛎中所含的多种维生素与矿物质特别是硒可以调节神经、稳定情绪。牡蛎中钙含量接近牛奶，铁含量为牛奶的 21 倍，食后有助于骨骼、牙齿生长。牡蛎富含核酸，能延缓皮肤老化，减少皱纹的形成。

食用宜忌

宜食：体质虚弱的儿童、肺门淋巴结核、颈淋巴结核、瘰病患者宜食；阴虚烦热失眠、心神不安者宜食；癌症患者及放疗、化疗后宜食。牡蛎是一种不可多得的提高免疫力的海产品，糖尿病、干燥综合征、高血压病、动脉硬化、高脂血症患者宜食；妇女更年期综合征和怀孕期间宜食。

忌食：急慢性皮肤病患者忌食；脾胃虚寒、慢性腹泻便池者不宜多吃。

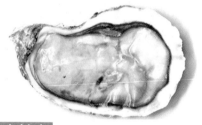

良方妙方

失眠：咸鸭蛋 2 枚，牡蛎、粳米各 100 克。牡蛎加水 1000 毫升煎煮，去渣取汁，以药汁同鸭蛋和粳米同煮为粥，调味食用。早、晚餐用，可常食。补肝肾，养心神。

经典论述

1.《神农本草经》："主伤寒寒热，温疟洒洒，惊恚怒气，除拘缓鼠瘘，女子带下赤白。久服，强骨节。"

2.《名医别录》："除留热在关节荣卫，虚热去来不定，烦满；止汗，心痛气结，止渴，除老血，涩大小肠，止大小便，疗泄精，喉痹，咳嗽，心胁下痞热。"

養生食谱

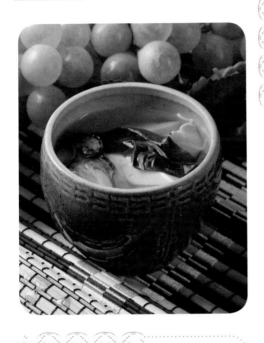

◆ 温拌牡蛎肉

主 料：牡蛎300克。

辅 料：黄瓜片50克。

调 料：捞汁5克，葱油2克，盐1克，麻椒油2克。

做 法：

1.牡蛎洗净取肉轻焯水备用。

2.将黄瓜洗净切成片备用。

3.取容器放入牡蛎与黄瓜片，加盐、葱油、麻椒油拌匀，淋入捞汁即可。

功 效：养血安神，软坚消肿。

◆ 牡蛎豆腐汤

主 料：牡蛎粉15克，豆腐200克。

辅 料：青菜叶50克，鸡汤适量。

做 法：

1.豆腐切菱形块浮水，青菜叶洗净。

2.砂锅加汤、葱姜、胡椒粉烧浮末，放入牡蛎粉、豆腐，文火煮15分钟左右，加青菜叶即可。

功 效：软坚散结。

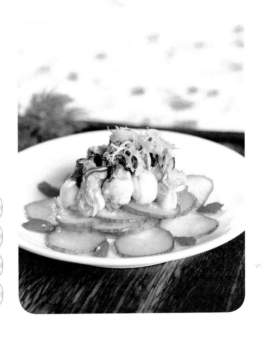

蛤蜊

调节内分泌以助眠

别　　　名 花蛤、文蛤。

性味归经 味咸，性寒；归胃、肾经。

建议食用量 每次约80克。

营养成分

蛋白质、脂肪、碳水化合物、灰分、钙、磷、铁、维生素A、硫胺素、核黄素、烟酸、碘等。

助眠功效

蛤蜊中含有较多铜元素，可防止人体因缺铜导致神经系统的抑制过程失调，使内分泌系统处于兴奋状态，导致失眠。吃蛤蜊有利于睡眠。

食用功效

蛤蜊肉富含铁，可预防和治疗因缺铁而导致的贫血，能促进发育，帮助皮肤恢复血色。蛤蜊能排除体内多余水分，帮助排尿，改善腰痛。富含的牛磺酸能有效降低人体血液中的胆固醇，并预防动脉硬化等疾病。同时对于视力和肝脏都有保护作用。蛤蜊中富含的维生素E有助于预防老年痴呆、延缓细胞老化，达到抗衰老的目的。

食用宜忌

宜食：高胆固醇、高血脂体质、甲状腺肿大、支气管炎、胃病等疾病的人尤为适合。

忌食：有宿疾者应慎食，脾胃虚寒者不宜多吃。

良方妙方

1. 失眠烦躁：蛤蜊肉50克，百合30克，玉竹20克。把上3味洗干净共放锅里，加清水适量煮汤。可佐餐或者当点心食用。有养阴除烦的作用。

2. 虚热遗精：黄柏(炒)、知母、蛤粉各500克。青黛(飞)为衣，粥丸服。(《医学六要》)

经典论述

1. 《本草纲目》："清热利湿，化痰饮，定喘嗽，止呕逆，消浮肿，利小便，止遗精白浊，心脾疼痛，化积块，解结气，消瘿核，散肿毒，治妇人血病。油调涂烫伤、火伤。"

2. 《本经逢原》："清肺热，滋肾燥，降痰清火，止咳定喘，消坚癖，散瘿瘤。"

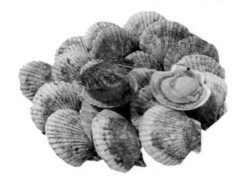

养生食谱

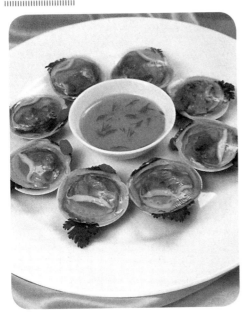

◆ 晶莹蛤仁

主　料：青蛤150克，水晶液100克。

调　料：锌盐3克，绍酒2克，红花汁25克，枸杞子2克。

做　法：

1.青蛤去沙等异物，挖出蛤仁，原汁出水；

2.水晶液调好口味，原壳将蛤仁定住；

3.红花汁调好口味，撒入菜品中即可。

功　效：润肺生津，软坚散结，补肝明目。

◆ 葱姜炒文蛤

主　料：文蛤500克。

配　料：椒丝适量。

调　料：豆豉粒、葱段、姜丝、酱油、水淀粉、食用油各适量。

做　法：

1.锅里放清水烧开后，倒入文蛤，见壳张开就捞起，待用；

2.炒锅里放食用油，烧热后放入豆豉粒和椒丝炒香，倒入文蛤翻炒几下，加入葱段和姜丝。最后加入酱油，用水淀粉勾芡，装盘即成。

功　效：降血脂，高胆固醇、高血脂体质的人尤为适合。

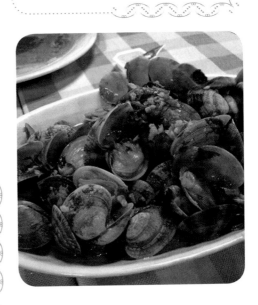

淡菜

益肾填精睡得好

别　　　名	贻贝、壳菜、海蜌、红蛤、珠菜。
性味归经	味甘、咸，性温；归肝、肾经。
用法用量	内服：煎汤，15～30克；或入丸、散。

营养成分

蛋白质，脂肪，碳水化合物，灰分；钙，磷，铁，核黄素，烟酸等。

助眠功效

淡菜可补肝肾、益精血，对于肝肾阴虚火旺引起的失眠有一定的食疗作用。

功用疗效

淡菜味咸、性温，具有较强的滋补作用。《日华子本草》说，淡菜"煮熟食之，能补五脏，益阳事，理腰脚，消宿食"，是补虚益精、温肾散寒的佳品。凡属久病精血耗伤、五脏亏虚，症见羸瘦倦怠、食少气短、虚劳吐血、眩晕健忘者，均可将淡菜作为滋补品。将淡菜煮熟，常食可治疗阳痿早泄、肾虚下寒、腹中冷痛、久痢久泄和妇女崩漏等症。将淡菜用黄酒浸泡，再与适量韭菜共同煮食，每日1次，有补肾助阳作用，可治疗腰痛、小便余沥不尽、妇女白带及小腹冷痛等症。将淡菜与松花蛋共煮服食，可治疗高血压、动脉硬化。

注意事项

久服令人发脱；多食令头闷目暗。

良方妙方

1. 头晕及睡中盗汗：淡菜（焙燥，研细粉）100克，陈皮（研细粉）60克。研和，蜂蜜为丸。每服5克，每日3次。（《现代实用中药》）

2. 高血压病：淡菜30克，松花蛋1个。共煮服。（《中国药用海洋生物》）

经典论述

1.《本草汇言》："淡菜，补虚养肾之药也。蔡心吾曰，此物本属介类，原其气味甘美而淡，性本清凉，故藏器云，善治肾虚有热，及热郁吐血、痢血便血，及血郁成瘿、留结筋脉诸疾。"

2. 孟诜："产后血结，腹内冷痛，治症瘕，润毛发，治崩中带下。"

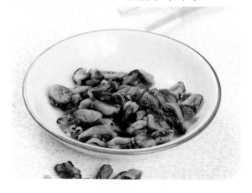

养生食谱

◆ 淡菜瘦肉粥

主　料：淡菜 10 克，猪瘦肉 50 克，大米 100 克。

调　料：干贝、葱末、姜末、盐各适量。

做　法：

1.淡菜、干贝分别洗净，用水浸泡 12 小时，捞出；猪瘦肉洗净，切末；大米淘洗干净，放入清水中浸泡 1 小时。

2.将葱末、姜末拌入瘦肉末中，搅匀。

3.锅置火上，加入适量清水煮沸，放入大米、淡菜、干贝、猪瘦肉末同煮，等大米煮烂后，加入盐调味即可。

功　效：补虚益精，温肾散寒。

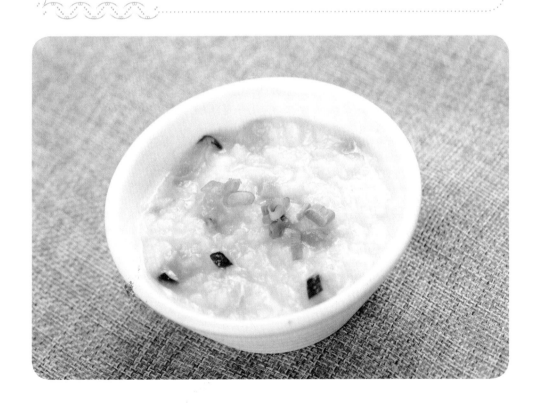

海参

增强记忆，改善睡眠

别　　　名　海男子、土肉、刺参、海鼠、海瓜皮。

性味归经　味甘、咸，性温；归心、肾、脾、肺经。

建议食用量　涨发品每次50～100克。

营养成分

粗蛋白质、粗脂肪、灰分、碳水化合物、钙、磷、铁、碘等。

助眠功效

海参中精氨酸含量高，对神经衰弱有特效，食用海参有助于改善睡眠。海参中烟酸、钙、牛磺酸、赖氨酸等元素对消除大脑疲劳、增强记忆力、提高免疫力也有重要功效。

食用功效

海参胆固醇、脂肪含量少，是典型的高蛋白、低脂肪、低胆固醇食物，对高血压、冠心病、肝炎等病人及老年人堪称食疗佳品，常食对治病强身很有益处。海参含有硫酸软骨素，有助于人体生长发育，能够延缓肌肉衰老，增强人体的免疫力；海参微量元素钒的含量居各种食物之首，可以参与血液中铁的输送，增强造血功能；食用海参对再生障碍性贫血、糖尿病、胃溃疡等均有良效。

食用宜忌

海参富含胶质，不但可以补充体力，对于皮肤、筋骨也都有保健功效，同时还能改善便秘。海参中钾含量低，钠含量很高，不利于控制血压，因此高血压患者要少食。

经典论述

1.《本草求原》："泻痢遗滑人忌之，宜配涩味而用。"

2.《随息居饮食谱》："脾弱不运，痰多便滑，客邪未尽者，均不可食。"

黄金搭配

» 海参＋羊肉

海参与羊肉搭配食用，具有补肾益精、养血润燥之功效。

» 海参＋红枣

红枣中所含的芦丁，是一种软化血管、降血压的物质，两者搭配食用可以有效预防高血压。

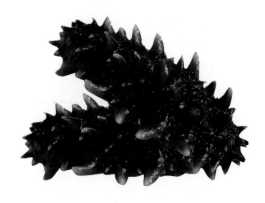

养生食谱

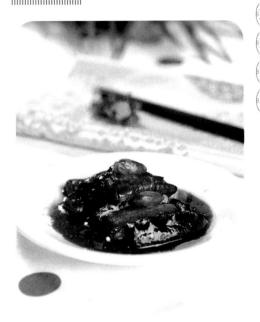

◆ 野米大枣海参汤

主　料：水发海参 200 克。

辅　料：野米 25 克，大枣 15 克。

调　料：盐 4 克，味精 3 克，鲜鸡汤 350 克。

做　法：

1.野米提前泡好，煮至 8 分熟滤出备用。

2.鲜鸡汤加大枣，野米小火煮 10 ~ 15 分钟后加海参、盐、味精调好口，蒸 5 分钟即可。

功　效：养血安神，补肾阴，益精髓。

◆ 葱烧杏仁海参

主　料：水发海参 400 克。

辅　料：大葱白 100 克，炸杏仁 20 克。

调　料：鲜白糖、葱油各 5 克，盐、酱油、鸡粉各 3 克，食用油适量。

做　法：

1.葱白切蓑衣刀入净油，炸制金黄滤出(炸葱的油留着备用)。

2.锅中留底油加入调料炒香，加入少许鸡汤，将海参放入锅中小火靠干，用淀粉收汁，淋点葱油(炸葱白的油)即可。

功　效：补肾益精，养血安神。

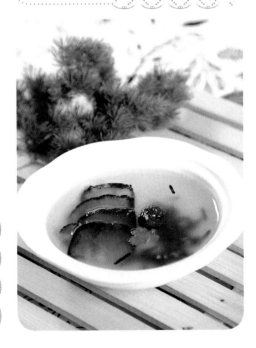

猪蹄

补虚填精缓焦虑

别　　　名　猪四足、猪手、猪脚。

性味归经　味甘、咸，性平；归胃经。

用法用量　每日 30 ~ 100 克。

营养成分

蛋白质、脂肪、碳水化合物、钙、磷、镁、铁以及维生素 A、维生素 D、维生素 E、维生素 K、胶原蛋白、胆固醇等。

助眠功效

猪蹄中的胶原蛋白由众多的氨基酸组成，而每三个氨基酸中有一个甘氨酸。食猪蹄后，胶原蛋白在人体小肠中可转化为大量甘氨蛋白酸。这些氨酸不仅能在人体内参与合成胶原，而且在大脑细胞中是一种中枢神经抑制性递质，对中枢神经能产生镇静作用。因此，食用猪蹄有利于减轻中枢神经过度兴奋，对焦虑及神经衰弱、失眠等有改善作用。

功用疗效

补气血，润肌肤，通乳汁，托疮毒。用于虚劳羸瘦、产后乳少、面皱少华、痈疽疮毒。

养生食谱

◆ 黄豆炖猪蹄

主　料：猪蹄 2 个，黄豆 100 克。

调　料：老抽、红糖、料酒、大料、桂皮、葱、姜、盐、鸡精各适量。

做　法：

1. 黄豆泡发 5 小时；猪蹄用水煮开，弃水洗净。

2. 高压锅中放入猪蹄和黄豆，放入适量老抽、红糖、料酒以及大料、桂皮、葱、姜、盐，加入水没过猪蹄。高压锅大火煮开，小火炖20 分钟左右。开盖放入鸡精，大火收汁即可食用。

功　效：降逆止呕，导滞，健脾，美容滋补。

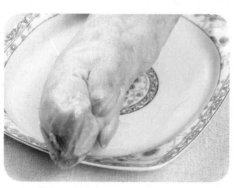

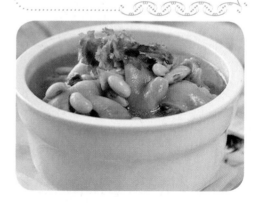

田鸡

❀补肾养肺清心神

别　　　名	蛙鱼、青蛙、田鸡、青鸡、坐鱼、蛤鱼。
性味归经	味甘，性凉；归经肺、脾、膀胱经。
用法用量	内服：煎汤、煮食、研末为丸散，1～7个。

营养成分

蛋白质、脂肪、钙、磷、铁、维生素A、维生素B$_1$、维生素B$_2$、烟酸等。

助眠功效

田鸡具有清热安神、补肾强精的功效，可用于辅助治疗体虚乏力、神经衰弱、精力不足、气血亏损、眩晕失眠、记忆力减退等病症。

功用疗效

产后虚弱服食青蛙肉最为适宜。青蛙能捕食农田里的害虫，保护农作物，故不应多捕杀。一般多以人工养殖解决食源。

注意事项

不宜多食。

良方妙方

肾脏性水肿：田鸡2只，韭菜根3～5棵；田鸡不剖肚，不水洗，与韭菜根叶共煮水半碗服之。

养生食谱

◆ 酱香小枣牛蛙

主　料：牛蛙350克。

辅　料：小枣25克。

调　料：甜面酱30克，糖15克，香油3克，料酒、酱油各5克，食用油适量。

做　法：

1. 牛蛙宰杀好洗净。

2. 牛蛙肉切小块加少许盐、料酒、淀粉上浆，入水汆熟滤干备用。

3. 锅留底油，放甜面酱，稍加点水、料酒、糖、酱油，小火炒至变色出香味，勾芡放原料淋油翻炒即可。

功　效：滋补解毒，健胃健脾，补血安神。

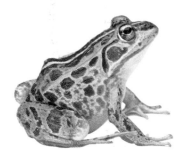

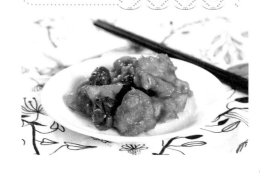

猪心

养心安神治失眠

别　　　名	豚心、豕心。
性味归经	味甘、咸，性平；归心经。
用法用量	内服：煮食，适量。

营养成分

蛋白质、脂肪、钙、磷、铁、维生素 B_1、维生素 B_2、维生素 C 以及烟酸等。

助眠功效

中医有"以型补型"的说法，现代医学研究表明食用猪心对心脏也有益处。猪心营养丰富，含有丰富的蛋白质及铁、磷、钙等矿物质，对失眠患者大有益处。

功用疗效

养心安神、镇惊，可缓解心虚失眠、惊悸、自汗、精神恍惚等症。

适应人群

适宜心虚多汗、自汗、惊悸恍惚、怔忡、失眠多梦之人食用；适宜精神分裂症、癫痫、癔症者食用。

良方妙方

1.心虚多汗失眠：用猪心1个切开，放入黄参、当归各25克，一起蒸熟，去药，吃猪心并且喝汤。用于治疗心虚、多汗的失眠者。

2.病体虚弱、心血不足、心烦不眠、惊悸等症：灵芝15克，猪心500克，调料适量。将灵芝去杂洗净，煎煮滤取药汁；将猪心破开，洗净血水，与灵芝药汁、葱、姜、花椒同置锅内，煮至六成熟捞起；将猪心放卤汁锅内，用小火煮熟捞起，揩净浮沫。取卤汁，加入味精、精盐、料酒、麻油，加热收成浓汁，均匀地涂在猪心里外即可。

经典论述

1.《名医别录》："主惊邪忧虑。"

2.《千金·食治》："主虚悸气逆、妇人产后中风、聚血气惊恐。"

3.《本草图经》："主血不足，补虚劣。"

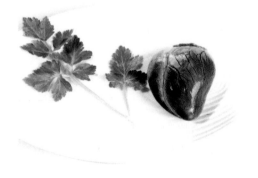

养生食谱

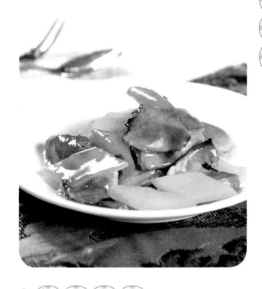

◆ 莴笋炒猪心

主　料：猪心 250 克，莴笋 200 克。

辅　料：彩椒 25 克。

调　料：葱姜 10 克，酱油 15 克，味精 3 克，料酒、水淀粉各 5 克，盐、香油各 2 克，食用油适量。

做　法：

1.猪心切片上浆飞水备用。

2.锅内放油烧热，下葱姜，下入猪心、彩椒、莴笋、酱油，烹料酒调味，放入盐、味精，勾芡淋香油即可。

功　效：安神定惊，养心补血，清热利尿。

◆ 水芹炒猪心

主　料：猪心 250 克。

辅　料：水芹 150 克，彩椒 25 克。

调　料：葱姜 10 克，酱油 10 克，料酒 5 克，味精 4 克，水淀粉 8 克，盐、香油各 2 克，色拉油适量。

做　法：

1.猪心切片上浆飞水备用。

2.锅内加入色拉油烧热，加入葱姜，下入猪心、彩椒、翻炒，烹料酒、酱油、盐、味精，勾芡、淋香油出锅即可。

功　效：平肝清热，养心安神。用治阴虚内热所致的失眠、头晕等。

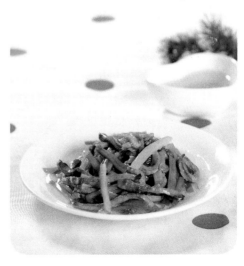

猪肝

补气养血以安神

别　　　名	血肝。
性味归经	味甘、苦,性温;归脾、胃、肝经。
用法用量	内服:煮食或煎汤,60 ~ 150 克。

营养成分

蛋白质、脂肪、碳水化合物、钙、磷、铁、锌、硫胺素、核黄素、烟酸、抗坏血酸等。

助眠功效

猪肝中铁质丰富,是补血食品中经常用的食物。缺铁会引起失眠症,因此在日常饮食中,应食用适量的猪肝以保证铁的摄入。

功用疗效

猪肝中含有丰富的维生素 A,具有维持正常生长和生殖机能的作用;能保护眼睛,防止眼睛干涩、疲劳,维持健康的肤色,对皮肤的健美具有重要意义。经常食用动物肝还能补充维生素 B_2,这对补充机体重要的辅酶,去除机体有毒成分有着重要作用。

适应人群

宜食:适宜气血虚弱、面色萎黄、缺铁性贫血者食用;适宜肝血不足所致视物模糊不清、夜盲、眼干燥症、小儿麻疹病后角膜软化症、内外翳障等眼病者食用;适宜癌症患者及放疗、化疗后食用。

忌食:患有高血压、冠心病的人,因为肝中胆固醇含量较高。变色或有结节的猪肝忌食。

注意事项

猪肝忌与野鸡肉、麻雀肉和鱼肉一同食用。

良方妙方

1.产后气虚、乏力:猪肝 100 克,与小米 50 克同煮 1 小时,食之。

2.夜盲症:猪肝 90 ~ 120 克切碎,夜明砂 15 克煎汤,去渣后,烫熟猪肝,饮汤食肝。每天 1 剂。

经典论述

1.《千金·食治》:"主明目。"

2.《本草拾遗》:"主脚气。空心,切作生,以姜醋进之,当微泄。若先痢,即勿服。"

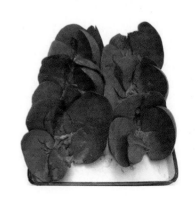

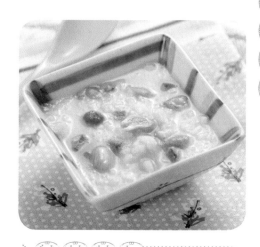

◆ 猪肝花生粥

主　料：大米 200 克，鲜猪肝 100 克，花生仁 50 克，胡萝卜、西红柿，菠菜各适量。

调　料：盐、香油、鸡汤各适量。

做　法：

1.鲜猪肝、胡萝卜、西红柿分别洗净，切碎；菠菜焯烫后，切碎。

2.将大米、花生仁淘洗干净，放入电饭锅中煮成粥。

3.将猪肝末、胡萝卜末放入锅内，加鸡汤煮熟后，和西红柿碎、菠菜碎一起放入煮好的花生粥内。煮至粥稠，加盐、香油调味即可。

功　效：养血明目，安神养颜。

◆ 芹菜炒猪肝

主　料：猪肝 300 克，芹菜 100 克，木耳 50 克。

调　料：葱、姜、淀粉、色拉油、料酒、盐、生抽、老抽、胡椒粉、米醋、白糖各适量。

做　法：

1.猪肝切成方块状加盐、味精、料酒、蛋清、淀粉腌制上浆。

2.芹菜洗净切成薄皮焯水。

3.锅内放色拉油烧热，下猪肝滑熟捞出控去油。

4.锅内放少许油，煸香葱、姜，放入猪肝和芹菜，烹料酒、生抽、老抽、盐、糖调好口，翻炒均匀，烹米醋出锅装盘。

功　效：补肝养血，清热明目，补气安神。

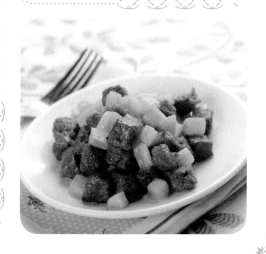

火鸡肉

温中益气健脾胃

性味归经　味甘，性温、微热；归脾、胃经。

建议食用量　每餐约 100 克。

营养成分

蛋白质、脂肪、蛋氨酸、赖氨酸、硫胺素、核黄素、烟酸、维生素 A，维生素 C、胆甾醇、钙、磷、铁等。

助眠功效

火鸡肉中富含维生素 B_{12}，有助于神经系统的健康，并且能够消除烦躁不安的情绪，维持心情舒畅、愉悦。对于忧思多虑导致失眠多梦、睡不踏实，第二天感觉疲惫不堪的人来说，吃火鸡肉是不错的选择。

食用功效

火鸡肉鲜嫩爽口，瘦肉率高，蛋白质含量丰富，胆固醇低、脂肪少。蛋白质含量高达 30.5%，而且富含多种氨基酸，特别是蛋氨酸和赖氨酸都高于其他肉禽。维生素 E 和 B 族维生素也含量丰富，具有提高人体免疫力和抗衰老等神奇功效。肉性温微热，味甘香，滋补作用较强，对怔忡心悸、头晕目眩、脾胃虚寒、食欲不振、久病体虚、腰膝乏力等有良好的功效。

食用宜忌

宜食：脾胃阳气虚弱、饮食减少、脘部隐痛、呕吐泄泻、疲乏无力者；肝脾血虚、头晕目暗、面色萎黄、产后缺乳等；肾精不足、腰酸膝软、耳鸣耳聋、小便频数、精少精冷等患者。

忌食：外感发热、热毒未清或内热亢盛者；黄疸、痢疾、疳积和疟疾患者；肝火旺盛或肝阳上亢所致的头痛、头晕、目赤、烦躁、便秘等患者。

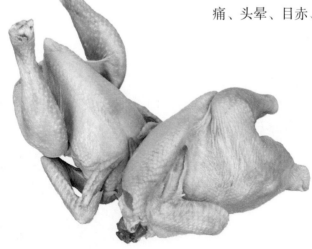

养生食谱

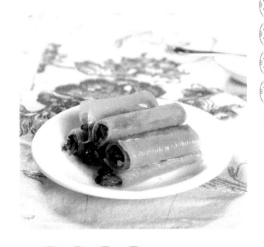

◆ 香菇鸡肉粥

主　料：火鸡脯肉 100 克，鲜香菇 3 个，大米 100 克。

调　料：橄榄油、盐、淡粉、胡椒粉适量。

做　法：

1.大米淘洗干净后用清水浸泡 1 小时。

2.火鸡脯肉切丝，用少许盐、淀粉、适量橄榄油拌匀，腌制 30 分钟，鲜香菇洗净切丝备用。

3.锅中加足量水烧开，放入浸泡后的大米和适量橄榄油，大火煮开后转小火继续煮 20 分钟。

4.加入香菇丝煮 5 分钟，再加入鸡肉丝煮沸，调入适量盐、胡椒粉，搅拌均匀即可。

功　效：补肝肾，健脾胃，益气补血。

◆ 安神火鸡卷

主　料：火鸡翅肉 300 克。

调　料：柱候酱、海鲜酱、腐乳汁、葱姜各 10 克，蚝油、料酒各 5 克，白糖 3 克。

药　材：酸枣泥 20 克。

做　法：

1.火鸡翅加葱姜、料酒腌制 1 个小时。

2.火鸡翅肉加柱候酱、海鲜酱、蚝油、腐乳汁、葱姜、料酒、白糖、酸枣泥拌匀蒸制 40 分钟，蒸熟取出，用保鲜膜卷好定型。

3.打开保鲜膜把火鸡腿切成片即可。

功　效：温中补脾，益气养血，补虚安神。

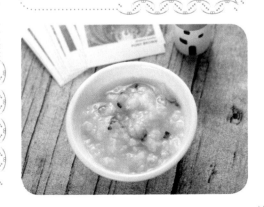

鹌鹑

益智健脑，改善睡眠

别　　　名	鹑、鷾、罗鹑、赤喉鹑、红面鹌鹑。
性味归经	味甘，性平；归大肠、心、肝、脾、肺、肾经。
用法用量	内服：煮食，1～2只；或烧存性，研末。

营养成分

蛋白质、维生素 B_1、维生素 B_2、铁含量、卵磷脂等。

助眠功效

鹌鹑肉是典型的高蛋白、低脂肪、低胆固醇食物。蛋白质含量高达22.2%，比等量鸡肉高4.6%，可以及时补充失眠所导致的能量消耗，有利于肌体的恢复。此外，鹌鹑中含有磷脂，具有健脑作用，对神经衰弱、失眠等有很好的改善作用。

功用疗效

俗话说："要吃飞禽，还数鹌鹑。"鹌鹑既有鲜美的味道，又有着丰富的营养。它是典型的高蛋白、低脂肪、低胆固醇食物，特别适合中老年人以及心血管病、肥胖病患者食用。与公认营养价值高的鸡蛋相比，鹌鹑蛋的营养价值更高。它的维生素 B_1 的含量比鸡高20%，维生素 B_2 高83%，铁含量高46.1%，卵磷脂高5～6倍。所以鹌鹑蛋对于贫血、营养不良、神经衰弱、慢性肝炎、高血压、心脏病等均有补益作用。

适应人群

宜食：一般人都可食用。是老幼病弱者、高血压患者、肥胖症患者的上佳补品。

忌食：当外感、痰热未清时勿食。

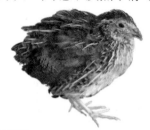

注意事项

不可共猪肉食之，会多生疮。

良方妙方

失眠：鹌鹑蛋10只，枸杞子15克，核桃仁15克。将鹌鹑蛋蒸熟去壳，枸杞子浸泡数分钟，核桃仁炒熟碾碎，加适量大米慢火煮成粥。有滋阴补血、养心安神之功效，适用于心脾两虚失眠症。

经典论述

1.《嘉祐本草》："和小豆、生姜煮食，止泻痢。"

2.《本草纲目》："滋补五脏，益中续气，实筋骨，耐寒暑消热结。"

养生食谱

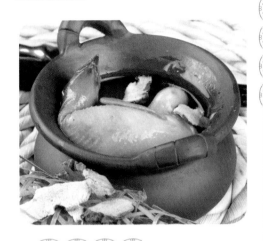

◆ 鹌鹑枸杞粥

主　料：大米 100 克，鹌鹑蛋 10 个。

辅　料：枸杞子、核桃仁各 15 克。

做　法：

1.将鹌鹑蛋煮熟去壳；枸杞子洗净，浸泡数分钟；核桃仁炒熟碾碎备用；大米淘洗干净。

2.锅中倒入适量水，放入大米煮开，转小火煮 20 分钟，放入鹌鹑蛋、枸杞子、核桃仁再煮 5 ～ 10 分钟，至粥成即可。

功　效：滋阴补血，养心安神。

◆ 土茯苓炖鹌鹑

主　料：鹌鹑 10 只。

辅　料：土茯苓 10 克，山药 50 克。

调　料：大料、葱、姜、大蒜各适量，料酒 35 克，色拉油适量。

做　法：

1.土茯苓洗净蒸 20 分钟，鹌鹑洗净备用，余水过油。

2.锅中加少许色拉油，放入大料、葱、姜、大蒜煸香，加入酱油、料酒、鹌鹑，加适量水与山药、土茯苓一起，烧至软烂即可。

功　效：解毒除湿、健脾补肾、滋阴润燥。

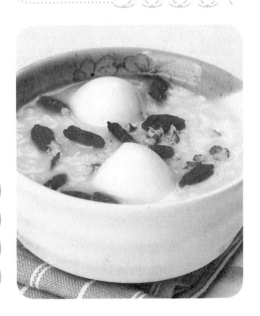

鸽肉

●——●·益气补肾缓焦虑

别　　　名	白凤、家鸽、鹁鸽。
性味归经	味甘、咸，性平；归肝、肾经。
建议食用量	每餐约 80 ~ 100 克，鸽子蛋每天 2 个。

营养成分

蛋白质、脂肪、碳水化合物、钙、磷、铁、维生素等多种成分。

助眠功效

鸽肉所含铁质有利于大脑充分利用色氨酸，可舒缓焦虑；铜元素及 B 族维生素有助睡眠的功效，可改善失眠。老年人、体虚病弱者、手术病人、孕妇及儿童适合食用。

食用功效

鸽子的骨内含有丰富的软骨素，可与鹿茸中的软骨素媲美，经常食用，具有改善皮肤细胞活力、增强皮肤弹性、改善血液循环、红润面色等功效。鸽肉中含有丰富的泛酸，对脱发、白发等有很好的疗效。乳鸽含有较多的支链氨基酸和精氨酸，可促进体内蛋白质的合成，加快创伤愈合。

中医认为，鸽肉易于消化，具有滋补益气、祛风解毒的功效，对病后体弱、血虚闭经、头晕神疲、记忆衰退有很好的补益治疗作用。

鸽蛋含有优质的蛋白质、磷脂、铁、钙、维生素 A 等营养成分，亦有改善皮肤细胞活性、增加面部红润、改善血液循环、增加血色素等功效。

良方妙方

1. 久疟：鸽子 1 只治净蒸熟服食。

2. 闭经：白鸽 1 只治净，黄酒、清水各半将白鸽煮熟服食。

3. 神经性皮炎：鸽子 1 只治净，与红枣 15 枚、发菜 10 克一起炖熟，调味服食。

经典论述

1.《中国动物药》："益气解毒，祛风和血，调经止痛。治麻疹、猩红热、恶疮、疥癣、妇女血虚经闭、久病体虚等症。"

2.《本草经疏》："鸽，《神农本草经》虽云调精益气，其用止长于祛风解毒。然而未必益人，故孟诜云，食多减药力。今世劳怯人多畜养及煮食之，殊未当也。"

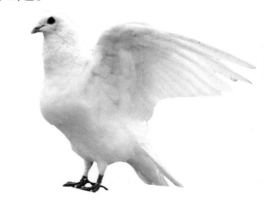

养生食谱

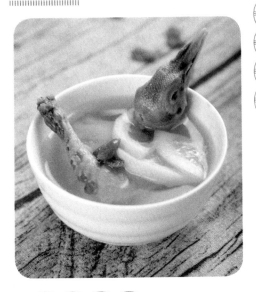

◆ 柠檬乳鸽汤

主　料：乳鸽 300 克，猪排骨 100 克，柠檬 40 克。

调　料：姜、盐各适量。

做　法：

1.洗净宰好的乳鸽，斩大件；洗净排骨，斩块，和乳鸽一起余水，捞起沥水。

2.用盐和少许水揉搓柠檬表皮，然后冲净，取半个切片，去核。

3.煮沸清水，放入所有材料，武火煮 20 分钟，转文火煲 1.5 小时，放入柠檬片，煲 10 分钟，下盐调味即可食用。

功　效：补虚益精，滋肾益阴，清热生津，开胃消食。

◆ 人参气锅乳鸽

主　料：人参 1 根，薏米 20 克，淮山药 20 克，乳鸽 2 只。

做　法：

1.人参切成片，鸽子宰杀去内脏；

2.将人参切片、鸽子与淮山药、薏米一起放在汽锅里，加葱、姜、盐等调好口味，放入清水，盖上盖，上笼蒸 45 分钟即可。

功　效：宁心安神，益气补血。

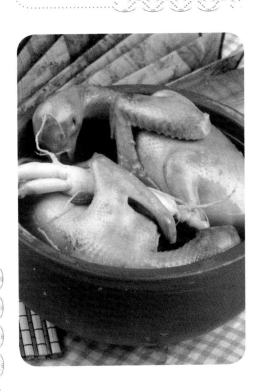

牛奶

缓解疲劳睡得香

别　　　名	牛乳。
性味归经	味甘，性平、微寒；归心、肺、胃经。
建议食用量	每天 250～500 毫升。

营养成分

蛋白质、脂肪、碳水化合物、维生素 A、硫胺素、核黄素、烟酸、维生素 C、维生素 E、钙、磷、镁、铁、锌、硒、铜、锰、钾、胆固醇等。

助眠功效

牛奶中含有两种催眠物质：一种是色氨酸，能促进大脑神经细胞分泌出使人昏昏欲睡的神经递质——五羟色胺；另一种是对生理功能具有调节作用的肽类。"类鸦片肽"可以和中枢神经结合，发挥类似鸦片的麻醉、镇痛作用，让人感到全身舒适，有利于解除疲劳并入睡。对于由体虚而导致神经衰弱的人，牛奶的安眠作用更为明显。

食用功效

牛奶具有补肺养胃、生津润肠之功效，对人体具有镇静安神作用，对糖尿病久病、口渴便秘、体虚、气血不足、脾胃不和者有益；牛奶中的碘、锌和卵磷脂能大大提高大脑的工作效率。牛奶中的镁元素会促进心脏和神经系统的耐疲劳性。牛奶能润泽肌肤，经常饮用可使皮肤白皙、光滑，增加弹性。基于酵素的作用，牛奶还有消炎、消肿及缓和皮肤紧张的功效。儿童常喝鲜奶有助于身体的发育，因为钙能促进骨骼发育。老人喝牛奶可补足钙质需求量，减少骨骼萎缩，降低骨质疏松症的发生概率，使身体柔韧度增加。

良方妙方

神经衰弱、低血压、病后体弱：牛奶 500 毫升，粳米 100 克，白糖适量。粳米加清水 800 毫升，文火煮至半熟，倒出米汤，加入牛奶和白糖，煮至粥成。分 1～2 次空腹服食。

经典论述

1.《日华子本草》："润皮肤，养心肺，解热毒。"

2.《本草纲目》："治反胃，补益劳损，润大肠，治气痢，除黄疸，老人煮粥甚宜。"

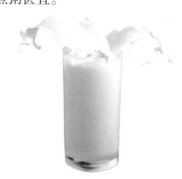

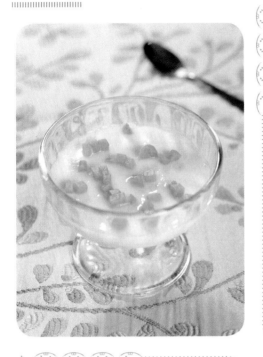

◆ 牛奶番茄

主　料：鲜牛奶200毫升，番茄250克，鲜鸡蛋3个。

做　法：

1.先将番茄洗净，切块待用；淀粉用鲜牛奶调成汁，鸡蛋煎成荷包蛋待用。

2.鲜牛奶煮沸，加入番茄、荷包蛋略煮片刻，然后加入适量盐和胡椒粉调匀即成。

功　效：健脾和胃，补中益气。

◆ 双皮奶

主　料：牛奶200克。

辅　料：蛋清100克，姜汁8克，木瓜肉10克。

调　料：蜂蜜50克。

做　法：

1.木瓜肉切成粒备用。

2.将蛋清牛奶打匀，加入姜汁蜂蜜。

3.取模具倒入打好的蛋清烤5分钟（底火180℃、上火220℃）取出切成块撒上木瓜即可。

功　效：健脑益智，润肺止咳，养胃安神。

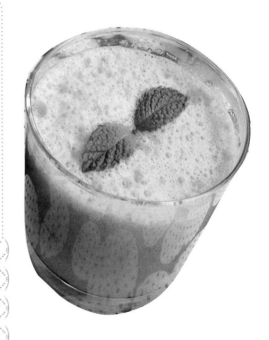

第三章

寓药于食——
治疗失眠有奇效

百合

✦ 清心安神除虚烦

别　　名	重箱、夜合花、白花百合、白百合、卷丹、山丹。
性味归经	味甘，性微寒；归肺、心经。
用法用量	内服：煎汤，6～12克；或入丸、散；亦可蒸食、煮粥。

营养成分

蛋白质、脂肪、还原糖、淀粉、钙、磷、铁、维生素 C、秋水仙碱等。

助眠功效

百合能清心除烦、宁心安神，用于神思恍惚、失眠多梦、心情抑郁、虚烦不安等病症。

功用疗效

有滋补润肺、止咳、养阴、清热、安神、利尿等功效，历来被视为止咳润肺、宁心安神、清利二便的滋补品，对肺燥咳血、咳嗽、病后余热未清、惊悸、失眠、心神不安等症有一定疗效。有补脑健胃、抗衰老等功能，是中老年人、神经衰弱患者的营养保健佳品。

适应人群

热型胃痛及支气管患者，体虚的人以及更年期女性、神经衰弱者、睡眠不宁者，以及宫颈癌、白血病患者适用。

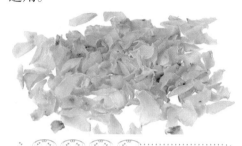

养生食谱

◆ 百合桃仁炒虾球

配　方：虾球200克，鲜百合、鲜核桃仁各50克，彩椒15克，盐、料酒各3克，鸡粉4克，香油2克，水淀粉5克，食用油适量。

做　法：

1. 彩椒切块，虾仁上浆飞水备用。

2. 锅内放少许油，爆香葱、姜，下入虾球核桃仁翻炒几下，放百合、盐、鸡粉、料酒调好味，翻炒均匀，勾芡淋香油即可。

功　效：补肾益精，补脑安神。

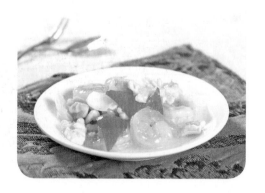

大枣

益智健脑可安神

别　　　名	红枣、大枣、枣子。
性味归经	味甘，性平温；归脾、胃经。
建议食用量	每天5～10枚（50～100克）。

营养成分

蛋白质、膳食纤维、糖类、维生素C、磷、钾、钠、钙、桦木酸、山楂酸、光千金藤碱、N-去甲基荷叶碱、黄酮苷、大枣皂苷等。

助眠功效

大枣有宁心安神、益智健脑的功效，在临床上可用于治疗失眠、倦怠乏力等症。

功用疗效

补中益气，养血安神。用于脾虚食少、乏力便溏、妇人脏躁。

适应人群

脾胃虚弱、食欲不振、大便溏薄的人适用。气血不足、心悸失眠的人适用。过敏体质及过敏性疾病者适用。

注意事项

枣不宜与黄瓜、萝卜同食。枣忌与退热药同用，否则会降低对药物的吸收速度。腹胀呕吐者忌食。腹内有寄生虫症者忌食。小儿及妇女生产前后不宜食用。黄疸、糖尿病患者忌食。

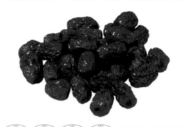

养生食谱

◆ 糯香枣皇糕

配　　方：红枣200克，糯米粉150克，木薯粉80克，椰浆2瓶，白糖100克。

做　　法：

1. 红枣切成丝。

2. 糯米粉加木薯粉、椰浆、白糖和成糊，倒入托盘中撒上枣丝蒸10分钟，熟后取出切成块即可。

功　　效：补中益气，宁心安神。

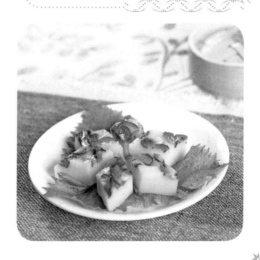

蜂蜜

❀ 缓解焦虑安心神

别　　　名	食蜜、蜂糖、百花精。
性味归经	味甘，性平；归肺、脾、大肠经。
建议食用量	每天20克。

营养成分

果糖、葡萄糖、蔗糖、麦芽糖、糊精、树胶、蛋白质、氨基酸、柠檬酸、苹果酸、琥珀酸以及微量维生素、矿物质等。

助眠功效

蜂蜜可以调节神经系统功能，缓解神经紧张，促进睡眠。失眠的人在每天睡觉前口服1汤匙蜂蜜（加入1杯温开水内），可以帮助尽快进入梦乡。而且蜂蜜没有其他药物所具有的压抑、疲惫、分神等副作用。

食用功效

蜂蜜能改善血液的成分，促进心脑和血管功能，因此经常食用对心血管病人很有好处；食用蜂蜜能迅速补充体力，消除疲劳，增强对疾病的抵抗力。蜂蜜有杀菌的作用，经常食用不仅对牙齿无妨碍，还能在口腔内起到杀菌消毒的作用。蜂蜜能治疗中度的皮肤伤害，特别是烫伤；将蜂蜜当作皮肤伤口敷料，细菌无法生长。

适应人群

老人、小孩均可服用。便秘患者适用。高血压、支气管哮喘患者适用。

注意事项

蜂蜜不宜与豆腐、韭菜同食。服用感冒西药时，不宜食蜂蜜。痰湿内蕴、中满痞胀及肠滑泄泻者忌服。1岁以下小儿不宜服用。患肝硬化、糖尿病的人不宜服用。

良方妙方

1. 神经衰弱：蜂蜜200毫升，新鲜鸡肝3个（以净白布包好，压出的胆汁，合于蜜内），分3日服，每日3次，饭前服。

2. 便秘：蜂蜜1大匙，开水1杯，溶化后服。

经典论述

1.《本草纲目》："和营卫，润脏腑，通三焦，调脾胃。"

2.《神农本草经》："主心腹邪气，诸惊痫痉，安五脏诸不足，益气补中，止痛解毒，和百药。"

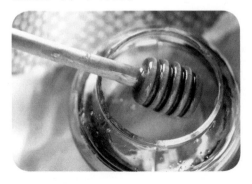

养生食谱

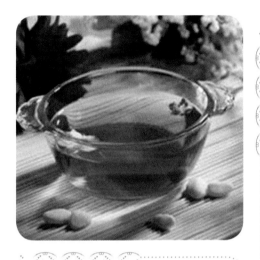

◆ 蜂蜜黄瓜汤

配　方：黄瓜1根，蜂蜜100克。

做　法：

1.黄瓜洗净，去瓤，切成条。

2.将黄瓜条加少许水煮沸，趁热加入蜂蜜，再煮沸即可。

功　效：润肠通便，养心安神。

◆ 蜂蜜茶

配　方：甘草5克，洞庭碧螺春、枸杞子各3克，蜂蜜适量。

做　法：

1.洞庭碧螺春、枸杞子、甘草放入锅中。

2.倒入沸水冲泡10分钟后，加入适量蜂蜜即可饮用。

3.每日1剂，分2次温服。

功　效：润燥通便，益气生津。洞庭碧螺春具有止渴生津、祛风解表的功效；甘草具有补脾益气的功效；枸杞子具有养肝明目的功效；蜂蜜具有润肺、滋补肝肾、益精明目的功效。

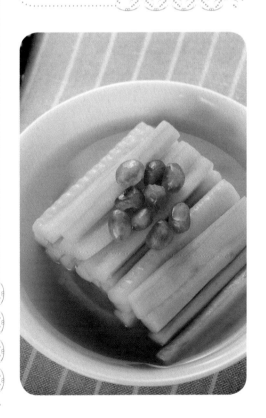

莲子心

清心去热安心神

别　　　名　薏、苦薏、莲薏、莲心。

性味归经　味苦，性寒；归心、肺、肾三经。

用法用量　内服：煎汤，1.5 ~ 3克；或入散剂。

营养成分

莲心碱、异莲心碱、甲基莲心碱、荷叶碱、前荷叶碱、牛角花素、甲基紫堇杷灵、去甲基乌药碱。又含水犀草苷、金丝桃苷、芸香苷等黄酮类。

助眠功效

有医书记载：莲子心，由心走肾，故莲心能通心肾，若心肾不交，则肾水不能压住心火，心火扰神，则导致心神不安，从而出现失眠；若心肾相交则心神安，所以莲子心对失眠有一定疗效。

功用疗效

清心，去热，止血，涩精。治心烦、口渴、吐血、遗精、目赤肿痛。

适应人群

适宜体质虚弱、心慌、失眠多梦、遗精者食用；适宜脾气虚、慢性腹泻者食用；适宜癌症病人及放疗化疗后食用；适宜妇女脾肾亏虚的白带过多者食用。

注意事项

莲子心寒性，不适合长期服用，否则会对偏寒性体质的人产生不好的影响，不利于健康。

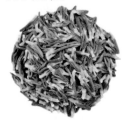

养生食谱

◆ 莲子心茶

配　　方：莲子心、甘草各 2 克。

做　　法：在杯中放入茶材，加沸水，闷泡 8 分钟，温饮。

功　　效：清心去热，涩精，止血，止渴。主治心火内积所致的烦躁不眠。

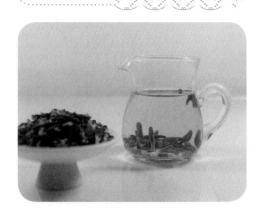

柏子仁

养心安神除虚烦

别　　　名	柏实、柏仁、柏子、侧柏子。
性味归经	味甘,性平;归心、肾、大肠经。
用法用量	内服:煎汤,10~15克。

营养成分

脂肪油、维生素A、蛋白质、挥发油、皂苷、植物甾醇等。

助眠功效

柏子仁中含有丰富的油脂,使得本品具有很好的润肠通便的作用。此外还含有丰富的蛋白质和钙、铁等矿物质及维生素成分,使得柏子仁具有很好的养心安神、助睡眠的功效。

功用疗效

养心安神,止汗,润肠。用于虚烦失眠、心悸怔忡、阴虚盗汗、肠燥便秘。

适用人群

年老体弱、久病的人适用;心悸、健忘、失眠的人适用;肠燥便秘的人适用;自汗、盗汗的人适用。

注意事项

柏子仁易走油变化,不宜曝晒;畏菊花、羊蹄、诸石及面曲。便溏及痰多者忌服。

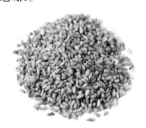

养生食谱

◆ 柏子仁烧元鱼

配　方:元鱼1只,柏子仁、栗子各30克,植物油、葱、姜、盐、味精各适量。

做　法:

1.元鱼宰杀好去尽内脏,用热水烫,把外面黑皮去净,剁成小块飞水待用。

2.锅内放少许植物油,下葱、姜煸香,放入元鱼、栗子、柏子仁、盐、味精等调好口味,加热水没过原料大火烧开,转中火炖制,汤汁收浓肉软烂即可。

功　效:滋阴益肾,养心安神。

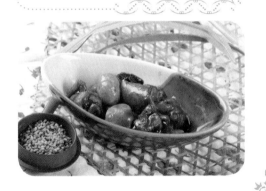

酸枣仁

补肝宁心疗失眠

别　　　名	山枣仁、山酸枣、枣仁、酸枣核。
性味归经	味甘、酸，性平；归肝、胆、心经。
用法用量	内服：煎汤，6~15克；研末，每次3~5克；或入丸、散。

营养成分

脂肪油、蛋白质、维生素C、白桦脂醇、白桦脂、酸枣多糖、酸枣皂苷等。

助眠功效

酸枣仁含有皂苷、黄酮、生物碱、脂肪油和酸枣多糖。这些成分有镇静、催眠作用，可用于镇痛、抗惊厥、降温，治疗失眠等。

功用疗效

补肝，宁心，敛汗，生津。用于虚烦不眠、惊悸多梦、体虚多汗、津伤口渴。

适用人群

患有失眠、健忘、心悸、多梦者适用。自汗、盗汗者适用。口渴咽干者适用。

注意事项

酸枣仁恶防己，实邪郁火及滑泄症者慎服。

良方妙方

1.胆虚睡卧不安，心多惊悸：酸枣仁30克，炒熟，捣细罗为散。每服6克，以竹叶汤调下，不计时候。本方出自《圣惠方》。

2.病愈后，昼夜虚烦不得眠：榆白皮、酸枣仁各20克，水煎取药汁。1日1剂，温服。宁心安神，本方名为虚烦方。

经典论述

1.《本草纲目》："酸枣仁，甘而润，故熟用疗胆虚不得眠，烦渴虚汗之证；生用疗胆热好眠。皆足厥阴、少阳药也，今人专以为心家药，殊昧此理。"

2.《神农本草经》："主心腹寒热，邪结气聚，四肢酸疼，湿痹。"

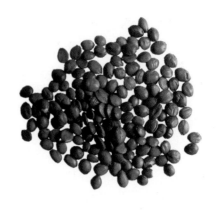

养生食谱

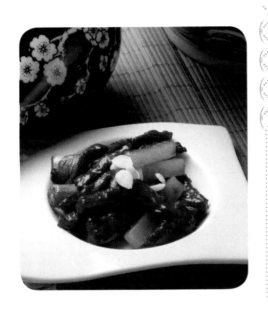

◆ **枣仁粳米粥**

配　方：酸枣仁50克，粳米150克。

做　法：

1.将枣仁炒熟放入锅中加水适量，煎取浓汁。

2.把粳米洗净，放入锅内，倒入药汁,加水煮粥,至黏稠即可。

功　效：宁心安神。

◆ **枣仁炒牛柳**

配　方：枣仁35克，葱白、莴笋条各50克，牛柳200克，蚝油、盐、味精、糖、胡椒粉、食用油各适量。

做　法：牛柳切条码味上浆滑油至熟，葱白切段在油锅中煸至金黄色，下笋条、牛柳、蚝油、盐、味精、糖、胡椒粉炒匀勾芡即可。

功　效：补虚生津。

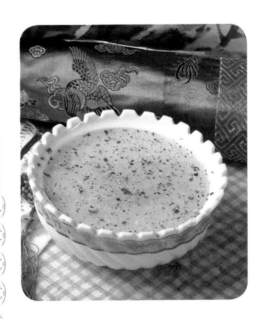

远志

·安神益智睡得香

别　　名	小草、细草、棘菀、葽绕、蕀蒬、小鸡腿、细叶远志、线茶。
性味归经	味苦、辛，性温；归心、肾、肺经。
用法用量	内服：煎汤，30～10克；浸酒或入丸、散。

营养成分

脂肪油、远志皂苷元、远志素、远志碱、远志糖苷、远志寡糖等。

助眠功效

远志能豁痰开窍，对于痰迷神昏，常与菖蒲、郁金等同用；又能宁心安神，对于失眠、惊悸，常与枣仁、茯苓等同用。

功用疗效

安神益智，祛痰，消肿。用于心肾不交引起的失眠多梦、健忘惊悸、神志恍惚、咳痰不爽、疮疡肿毒、乳房肿痛。

适用人群

失眠多梦、健忘、心悸、休克者适用；咳嗽痰喘者适用；痈疮初起、乳房肿痛者适用。

注意事项

远志畏珍珠、藜芦、蜚蠊、齐蛤。胃炎及胃溃疡者慎用。

良方妙方

神经衰弱，健忘心悸，多梦失眠：远志（研粉），每服3克，每日二次，米汤冲服。(《陕西中草药》)

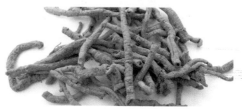

养生食谱

◆ 远志煨枣

配　方：远志12克，大枣150克，红糖25克，黄酒适量。

做　法：大枣洗净加红糖、黄酒、远志、清水适量，煮开后小火煨30分钟即可。

功　效：安神益智。

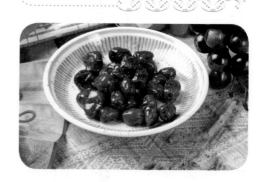

阿胶

补血滋阴安心神

别　　　名	驴皮胶、傅致胶、盆覆胶。
性味归经	味甘，性平；归肝、肺、肾经。
用法用量	内服：烊化兑服，5～10克；炒阿胶可入汤剂或丸、散。

营养成分

甘氨酸、脯氨酸、谷氨酸、丙氨酸、精氨酸、天冬氨酸、赖氨酸、苯丙氨酸、丝氨酸、组氨酸、钾、钠、钙、镁、铁、铜、锰、锌、银、钛等。

助眠功效

阿胶能滋阴而润燥，对热病伤阴、内风欲动，常配合钩藤、牡蛎等同用；对阴亏火炽、虚烦不眠，常配合白芍、黄连等同用。

功用疗效

补血滋阴，润燥，止血。用于血虚萎黄、眩晕心悸、肌痿无力、心烦不眠、虚风内动、肺燥咳嗽、劳嗽咯血、吐血尿血、便血崩漏、妊娠胎漏。

适用人群

年老体弱、病后体虚、血虚者适用；患出血症、血小板减少症者适用；因精血亏虚引起的性功能障碍者适用。

注意事项

作为一般滋补品，阿胶宜在饭前服用。服用阿胶前后2小时内，忌吃萝卜、大蒜、浓茶，否则会降低阿胶功效。阿胶忌油腻的食物，畏大黄。咳嗽痰多者慎用。

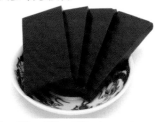

养生食谱

◆ 阿胶糯米粥

配　　方：阿胶15克，川贝粉8克，糯米150克。

做　　法：

1. 阿胶加温水蒸至融化备用，糯米洗净备用。

2. 砂锅内加清水煮开，下糯米、川贝粉同煮至熟软黏稠，放入阿胶水调匀即可。

功　　效：滋阴润燥，止咳平喘。

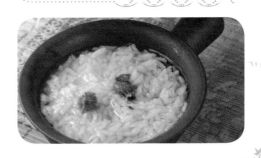

合欢花

解郁安神健脾胃

别　　名	夜合花、乌绒。
性味归经	味甘，性平；归心、肝经。
用法用量	4.5 ~ 9克，煎服。

营养成分

反-芳樟醇氧化物、芳樟醇、异戊醇、a-罗勒烯和2，2，4-三甲基恶丁烷等。此外，还含矢车菊素-3-葡萄糖苷。

助眠功效

合欢花中因为含有合欢苷和鞣质，使得此花具有解郁安神、治疗失眠的作用。另外合欢花能安五脏、和心志，具有镇静安神的作用。

功用疗效

解郁安神，理气开胃，消风明目，活血止痛。主忧郁失眠、胸闷纳呆、风火眼疾、视物不清、腰痛、跌打伤痛。

注意事项

阴虚津伤者慎用。

良方妙方

1. 心肾不交失眠：合欢花、官桂、黄连、夜交藤。煎服。

2. 风火眼疾：合欢花配鸡肝、羊肝或猪肝，蒸服。

3. 眼雾不明：合欢花、一朵云，泡酒服。

经典论述

1.《神农本草经》："合欢，安五脏，和心志，令人欢乐无忧。"

2.《本草便读》："能养血、活气、通脉。"

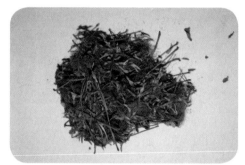

养生食谱

◆ 合欢菊花茶

配　方：合欢花5克，菊花4朵。

做　法：在杯中放入合欢花、菊花及适量沸水，闷泡5分钟即可。

功　效：清热解毒，解郁安神，滋阴补阳。

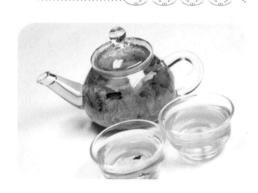

灵芝

—— 镇静安神补心气

别　　名	灵芝、神芝、芝草、仙草、瑞草。
性味归经	味甘，性平；归肾、心经。
用法用量	3 ~ 9 克，水煎服。

营养成分

灵芝多糖、氨基葡萄糖、半乳糖、木糖、甘露糖、麦芽糖、糖醛酸、生物碱、挥发油、水溶蛋白质相多种酶类、甘露醇、麦角甾固醇酶类以及人体必需的多种氨基酸多肽类和微量元素。

助眠功效

动物实验表明，灵芝的提取物能激发运动性抑制，降低运动性，使运动失调，表明灵芝对中枢神经有抑制性作用，故而使得灵芝具有安神助眠的功效。

功用疗效

具镇静、镇痛、抗衰老、保护肝脏、抗菌等功效，用于体虚乏力、饮食减少、头昏、心脾两虚、心悸怔忡、失眠健忘、肺气虚、喘咳短气、高血压病、高脂血症、冠心病、白细胞减少症、慢性病毒性肝炎。

注意事项

实证慎服。《本草经集注》："恶恒山。畏扁青、茵陈蒿。"

良方妙方

神经衰弱：刺五加、菌灵芝（先熬）、夜交藤各 30 克，酸枣仁、茯神、当归、熟地黄、五味子、合欢皮各 15 克，磁石 40 克。水煎服。

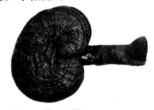

养生食谱

◆ 蜂蜜灵芝茶

配　方：灵芝 5 克，蜂蜜适量。

做　法：

1. 将灵芝冲洗干净以后放入茶杯中。

2. 冲入沸水闷泡 10 分钟，待水稍温后调入蜂蜜即可饮用。

功　效：调理内分泌，提高人体免疫力，滋补气血，保护肝脏。

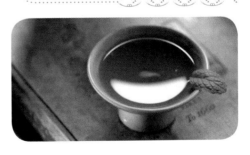

五味子

补肾宁心能安神

别　　名	北五味子、辽五味子、五梅子、玄及、会及、面藤子、血藤子。
性味归经	味酸、甘，性温；归肺、心、肾经。
用法用量	内服：煎汤，3～6克；熬膏；或入丸、散。

营养成分

维生素、类黄酮、植物固醇、五味子素、脱氧五味子素、新五味子素、五味子醇、五味子酯等。

助眠功效

动物实验表明五味子有广泛的中枢抑制作用，并且有安定的作用，其实验也表明五味子有协同成巴比妥钠的作用，具有一定的助眠功效。

功用疗效

收敛固涩，益气生津，补肾宁心。用于久咳虚喘、梦遗滑精、遗尿尿频、久泻不止、自汗、盗汗、津伤口渴、短气脉虚、内热消渴、心悸失眠。

适应人群

肺虚咳喘者适用。遗精、久泻者适用。口干渴者、自汗、盗汗者适用。休克、虚脱者适用。患有听力下降、眼疾者适用。

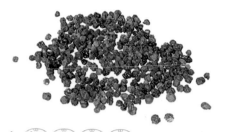

养生食谱

◆ 五味子爆羊腰

配　方：羊腰500克，杜仲15克，五味子6克，植物油、太白粉、酱油、葱、姜、料酒各适量。

做　法：

1.将杜仲、五味子洗净，放入锅中，加适量的水，一同煎煮40分钟左右，然后去掉浮渣，加热熬成稠液，备用。

2.羊腰洗净，处理干净筋膜和腺线，切成小块，用芡汁裹匀。

3.烧热油锅，放入腰花爆炒。熟嫩后，再加入调味料等出锅即可。

功　效：补肝益肾，强腰，壮阳益胃。

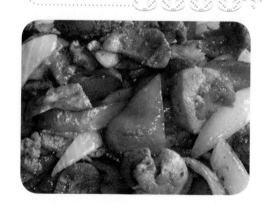

珍珠

安神定惊兼明目

别　　名	真朱、真珠、珠子、蚌珠、濂珠。
性味归经	味甘、咸，性寒；归心、肝经。
用法用量	内服：研末，每次0.3 ~ 1克，多入丸、散，不入汤剂。

营养成分

氨基酸、牛磺酸、碳酸钙、碳酸镁、氧化硅、磷酸钙、维生素B族、微量元素等。

助眠功效

珍珠粉中含有多种氨基酸和微量元素。研究表明，此类成分能对大脑中枢起到"安抚与镇定"作用。人体吸收后就能使过度兴奋而导致疲劳的细胞得到滋养，使之安静下来，故而珍珠对失眠有一定疗效。

功用疗效

安神定惊，明目消翳，解毒生肌。用于惊悸失眠、惊风癫痫、目生云翳、疮疡不敛。

适用人群

美容养颜者可用；心悸、失眠者适用；小儿惊风、癫痫者适用；口腔溃疡、牙龈肿痛者适用；疮疡肿毒、疮口不敛者适用；目赤肿痛、眼翳患者适用。

注意事项

珍珠入药服用，须研极细，否则会伤人脏腑。无实热者慎用。孕妇慎服。

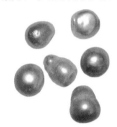

养生食谱

◆ 珍珠芦荟粥

配　方: 珍珠15克，大米150克，山药40克，芦荟30克。

做　法: 芦荟去皮切成小菱形块，珍珠研成粉，大米洗净，上火熬5分钟，放入芦荟、珍珠粉一起熬制粥软烂即可食用。

功　效: 养颜美容，安神明目。

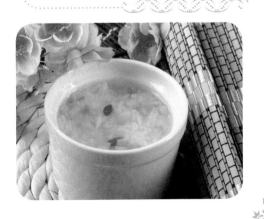

麦芽

消食行气可安神

别　　名	大麦芽、大麦蘖、麦蘖、大麦毛。
性味归经	味甘，性平；归脾、胃经。
用法用量	内服：煎汤，10～15克，大剂量可用 30～120克；或入丸、散。

营养成分

蛋白质、氨基酸、维生素 D、维生素 E、淀粉酶、催化酶、过氧化异构酶、大麦芽碱、腺嘌呤、胆碱、细胞色素 C 等。

助眠功效

麦芽具有行气消食、健脾开胃的功效，对脾胃虚弱、食积不化引起的失眠有一定的食疗作用。

功用疗效

生麦芽：健脾和胃，疏肝行气。用于脾虚食少、乳汁郁积。炒麦芽：行气消食回乳。用于食积不消、妇女断乳。焦麦芽：消食化滞。用于食积不消、脘腹胀痛。

适用人群

消化不良、食积、胃脘胀痛者适用；断乳期妇女和乳积患者适用。

注意事项

麦芽含微量麦芽毒素，不宜大量摄入。麦芽不可久服，久服消肾。患有痰火哮喘症的人忌用。无积滞、脾胃虚者不适用。孕妇不宜多服，哺乳期妇女不适用。

良方妙方

1.伤食腹胀，消化不良：炒山楂、炒麦芽、炒莱菔子、陈皮各 15 克，水煎服。

2.快膈进食：麦芽 120 克，神曲 60 克，白术、橘皮各 30 克。上药为末，蒸饼丸，如梧桐子大。每次服 30～50丸，以人参汤送下。

3.产后腹中鼓胀，不通转，气急，坐卧不安：麦芽 10 克，为末，以酒送服。

经典论述

《本草纲目》："麦蘖、谷芽、粟蘖，皆能消导米面诸果食积。观造饧者用之，可以类推。但有积者能消化，无积而久服，则消人元气也，不可不知。若久服者，须同白术诸药兼用，则无害。"

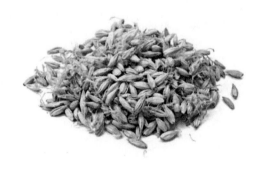

养生食谱

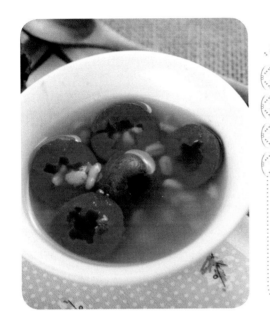

◆ 麦芽小米粥

配　方：生麦芽 15 克，白糖 15 克，小米 150 克。

做　法：麦芽、小米洗净放入沸水中煮熟至黏稠加白糖调匀即可。

功　效：消食化积。

◆ 麦芽山楂饮

配　方：炒麦芽 150 克，山楂 50 克，冰糖 50 克。

做　法：

1.炒麦芽洗净，山楂洗净备用。

2.将麦芽、山楂入锅中煎煮 25 分钟左右滤去渣，加冰糖至融化即可。

功　效：消食化积。

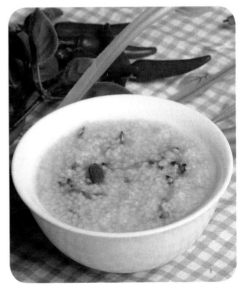

枸杞子

益精明目补肝肾

别 名	狗奶子、苟起子、枸杞豆、血杞子、津枸杞、枸杞红实、红耳坠。
性味归经	味甘，性平；归肝、肾经。
用法用量	内服：煎汤，5～15克；或入丸、散、膏、酒剂。

营养成分

氨基酸、枸杞子多糖、胡萝卜素、硫胺素、维生素 B_2、烟酸、维生素 C、甜菜碱、玉蜀黍黄质、酸浆果红素、隐黄质、东莨菪素等。

助眠功效

枸杞子含有丰富的亚油酸、亚麻酸、油酸及多种维生素等成分，有很好的补肾益肝作用，对因肝肾虚弱引起的失眠有很好的功效。

功用疗效

滋补肝肾，益精明目。用于虚劳精亏、腰膝酸痛、眩晕耳鸣、内热消渴、血虚萎黄、目昏不明。

适用人群

中老年人及体质差者适用。肝肾阴虚证、腰膝酸软、头晕目眩、视物不清、白内障、夜盲症以及耳鸣耳聋者适用。癌症患者及放疗、化疗后体质虚弱者适用。肺结核病人适用。心脑血管疾病以及脂肪肝、肝炎患者适用。

注意事项

枸杞子置阴凉干燥处，防闷热，防潮，防蛀。外邪实热、脾虚有湿及泄泻者忌服。

良方妙方

失眠：枸杞子 30 克，炒酸枣仁 40 克，五味子 10 克，和匀，分成 5 份。每日用药 1 份，置于茶杯中，开水浸泡，当茶频频饮之。或日饮 3 次，每次至少 50 毫升。其适应证为心血不足、肾阴亏损之失眠，症见虚烦心悸，夜寐不安，梦遗健忘。

经典论述

1.《本草纲目》："滋肾，润肺，明目。"

2.《药性论》："能补益精诸不足，易颜色，变白，明目，安神。"

3.《食疗本草》："坚筋耐老，除风，补益筋骨，能益人，去虚劳。"

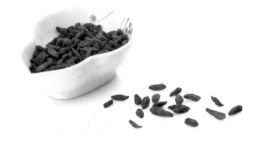

养生食谱

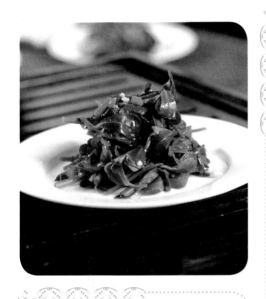

◆ 枸杞粳米粥

配　方：枸杞子15克，粳米100克，白糖20克。

做　法：

1.将枸杞子、粳米洗净备用；

2.锅中放水600毫升，开锅后加粳米文火煮15分钟后加枸杞子、白糖煮至黏稠即可。

功　效：滋阴健胃，明目益精。

◆ 枸杞马齿苋

配　方：马齿苋200克，枸杞子10克，盐、味精、香油、蒜茸各1克。

做　法：

1.将马齿苋去根洗净，用盐水轻烫放入容器中。

2.加枸杞子、盐、味精、香油、蒜茸拌匀即可。

功　效：清毒明目，杀菌通便。

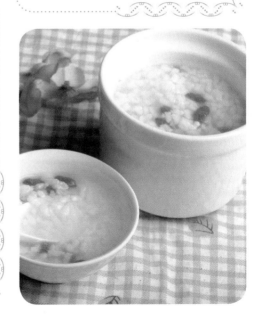

桑椹

补血滋阴益肝肾

别　　名	桑实、乌椹、文武实、黑椹、桑枣、桑椹子、桑果、桑粒。
性味归经	味甘，性寒；归心、肝、肾经。
用法用量	内服：煎汤，10～15克；或熬膏、浸酒、生啖；或入丸、散。

营养成分

葡萄糖、鞣酸、苹果酸、维生素 B_1、维生素 B_2、维生素 C、胡萝卜素、脂肪酸、钙等。

助眠功效

桑椹含有铁元素，具有一定的补血作用。桑椹性味甘寒，能滋阴补血，故对心阴不足、心神失养引起的失眠有一定的疗效。

功用疗效

补血滋阴，生津润燥。用于眩晕耳鸣、心悸失眠、须发早白、津伤口渴、内热消渴、血虚便秘。

适用人群

免疫力低下、须发早白、腰膝酸软的人适用。大便干结、消渴口干的人适用。头晕目眩、耳鸣心悸、烦躁失眠的人适用。

注意事项

桑椹不可多食久服，否则易致鼻出血。脾胃虚寒腹泻的人勿服。孕妇忌用。小儿不宜服用。

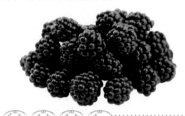

养生食谱

◆ 桑椹红枣粥

配　方：桑椹20克，红枣10颗，冰糖20克，粳米100克。

做　法：

1.桑椹去杂质洗净，红枣洗净去核，粳米洗净；

2.将桑椹、红枣、粳米放入锅中，置于武火上烧开，再用文火煮20分钟，加入冰糖，熬化即可。

功　效：养血，生津，解毒。

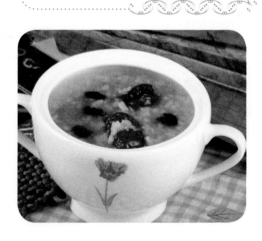

当归

补气养血以助眠

别　　名	干归、云归、岷当归、马尾当归、马尾归、秦哪、西当归。
性味归经	味甘、辛，性温；归肝、心、脾经。
用法用量	内服：煎汤，6～12克；或入丸、散；或浸酒；或敷膏。

营养成分

挥发油、蔗糖、维生素 B_{12}、维生素 A 类物质、油酸、亚油酸、谷甾醇、亚叶酸、凝胶因子、生物素等。

助眠功效

当归具有补血的作用，对于心脾两虚引起的失眠，配伍龙眼肉、白术、远志、酸枣仁，可宁心安神、缓解失眠症状。

功用疗效

补血活血，调经止痛，润肠通便。用于血虚萎黄、眩晕心悸、月经不调、经闭痛经、虚寒腹痛、肠燥便秘、风湿痹痛、跌扑损伤、痈疽疮疡。酒当归活血通经。用于经闭痛经、风湿痹痛、跌扑损伤。

注意事项

当归畏菖蒲、海藻、牡蒙。湿阻中满、大便溏泄者慎服。

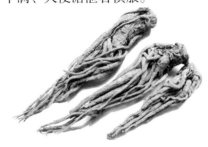

养生食谱

◆ 当归乌鸡汤

配　方：乌骨鸡肉250克，盐5克，味精3克，酱油2毫升，油5克，当归20克，田七8克。

做　法：

1.当归、田七洗干净，剁碎。

2.乌骨鸡肉洗干净，剁成块，放入开水中煮5分钟，取出过冷水。

3.把所有的材料放入炖锅中，加水，慢火炖3小时，最后调味即可。

功　效：散瘀消肿，止血活血，止痛行气。

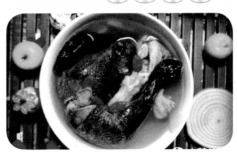

茯苓

利水渗湿能宁心

别　　名	杜茯苓、茯菟、松腴、不死面、松薯、松木薯、松苓。
性味归经	味甘、淡，性平；归心、肺、脾、肾经。
用法用量	内服：煎汤，10～15克；或入丸散。

营养成分

蛋白质、脂肪、甾醇、卵磷脂、葡萄糖、钾、β-茯苓聚糖、树胶、甲壳质、腺嘌呤、组氨酸、胆碱、脂肪酶、蛋白酶、乙酰茯苓酸、茯苓酸等。

助眠功效

茯苓在《神农本草经》中被列为上品，称"久服安魂养神，不饥延年"，尤其适宜心脾两虚型的失眠患者服用。

功用疗效

利水渗湿，健脾宁心。用于水肿尿少、痰饮眩悸、脾虚食少、便溏泄泻、心神不安、惊悸失眠。

适应人群

心神不安、心性失眠的人适用；身体免疫低下的人适用。水肿症患者适用。腹泻、大便稀薄的人适用。

注意事项

茯苓恶白敛，畏牡蒙、地榆、雄黄、秦艽、龟甲，忌米醋。虚寒精滑或气虚下陷者忌用。

良方妙方

1.心神失养，虚烦不眠，心悸眩晕：茯苓9克，酸枣仁15克，知母6克，川芎4.5克，甘草3克。上药水煎服。

2.心虚梦泄，或白浊：白茯苓末10克，以米汤调下。每日2次。

3.失眠：取茯苓50克，加水煎煮两次后合并煎液（约100毫升左右）。每日一剂，分别于午休和晚睡前半小时服下。

经典论述

1.《神农本草经》："主胸胁逆气、忧恚惊邪恐悸、心下结痛、寒热烦满、咳逆、口焦舌干，利小便。"

2.《日华子本草》："补五劳七伤，安胎，暖腰膝，开心益智，止健忘。"

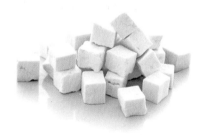

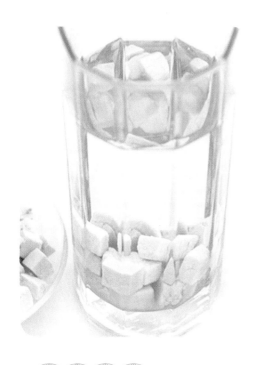

◆ 茯苓莲藕粥

配　方:茯苓15克，莲藕100克，大枣50克，粳米80克，糖15克。

做　法：

1.粳米洗净，莲藕去皮洗净切丁，茯苓磨粉，大枣洗净待用。

2.将粳米加水适量煮粥，待粥将熟时放入茯苓粉、红枣、藕丁，煮熟后加白糖搅匀即可。

功　效：健脾开胃，利水滋阴。

◆ 茯苓蜂蜜茶

配　方：茯苓10～15克，蜂蜜适量。

做　法：在杯中放入茯苓及适量沸水，闷泡10分钟，调入蜂蜜即可。

功　效：健脾和胃，渗湿利水，宁心安神。

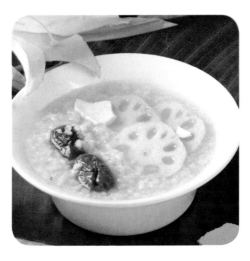

绞股蓝

降脂催眠除疲劳

别　　　名	七叶胆、七叶参、五叶参、小苦药、落地生、公罗锅底、遍地生根。
性味归经	味苦，性寒；归肺、脾、肾经。
用法用量	内服：煎汤，15～30克，研末，3～6克；或泡茶饮。外用：适量，捣烂涂擦。

营养成分

蛋白质、脂肪、膳食纤维、氨基酸、钙、磷、铁、胡萝卜素、维生素 B_1、维生素 B_2、烟酸、维生素 C、绞股蓝皂苷、黄酮、叶甜素等。

助眠功效

绞股蓝中的有效成分能调节大脑皮质兴奋和抑制反应的平衡，对中枢神经系统有双向调节作用，从而使得绞股蓝具有镇静、催眠、除疲劳的作用，对失眠有较好疗效。

功用疗效

清热解毒，止咳祛痰。用于慢性支气管炎、传染性肝炎、肾炎、胃肠炎。

良方妙方

1. 气虚、心阴不足之心悸失眠、烦热不宁：绞股蓝 10 克，夜交藤 15 克，麦冬 12 克。水煎服，或泡水喝。

2. 食欲不振、失眠健忘、夜尿频多等症：绞股蓝 15 克，大枣 8 枚。水煎服。每日 1 剂，吃枣喝汤。

3. 高血压：绞股蓝 15 克，杜仲叶 10 克。沸水冲泡，代茶饮。

4. 失眠健忘：绞股蓝 15 克，红枣 8 枚。两物分别洗净，锅中放入适量水，用小火煮 20 分钟即可。每日 1 剂，吃枣喝汤。此汤有健脑益智、镇静安神之功用。可治神疲乏力、食欲不振、失眠健忘、夜尿频多等症。

经典论述

1.《救荒本草》："绞股蓝，生田野中，延蔓而生，叶似小蓝叶，短小较薄，边有锯齿，又似痢见草，叶亦软，淡绿五叶攒生一处，开小花，黄色，亦有开白花者，结子如豌豆大，生则青色，熟则紫黑色，叶味甜。"

2.《明清中医临证小丛书》："绞股蓝补气养阴，清肺化痰，养心安神，生精固精。"

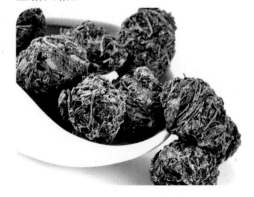

养生食谱

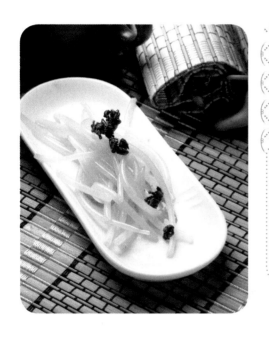

◆ 绞股蓝茶

配　方：绞股蓝 10 克，绿茶 2 克。

做　法：将烘焙过的绞股蓝与绿茶放入杯中，加沸水，闷泡 10 分钟即可。

功　效：补五脏，强身体，祛病抗癌，防治白发。

◆ 绞股蓝拌银芽

配　方：银芽 200 克，绞股蓝、胡萝卜丝各 30 克，盐、味精、香油各适量。

做　法：绞股蓝用开水泡透，银芽飞水，将绞股蓝、胡萝卜丝、银芽加盐、味精、香油拌匀即可。

功　效：清热解毒。

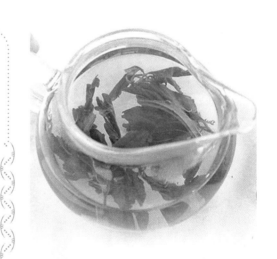

冬虫夏草

补肾益气安心神

别　　名	虫草、冬虫草、夏草冬虫。
性味归经	味甘，性温；归肺、肾经。
用法用量	内服：煎汤，5～10克；或入丸、散；或与鸡鸭炖服。

营养成分

饱和脂肪酸、不饱和脂肪酸、粗蛋白、粗纤维、碳水化合物、灰分、虫草酸。

助眠功效

冬虫夏草既是名贵的中药材，又是珍贵的滋补品，素与人参、鹿茸齐名。现代药理研究证明，冬虫夏草有增加网状内皮系统吞噬功能的作用，还有镇静催眠作用，对神经衰弱有奇效。

功用疗效

补肺益肾，止血化痰。用于久咳虚喘、劳嗽咯血、阳痿遗精、腰膝酸痛。

良方妙方

神经衰弱：虫草15～30克，白酒500克，泡7天后服，每次10～20毫升，每日2～3次。

经典论述

《本草从新》："保肺益肾，止血化痰，已劳嗽。"

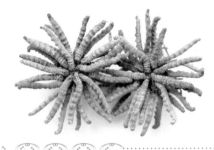

养生食谱

◆ 虫草裙边

配　　方：水发裙边500克，鹌鹑蛋8个，虫草8只，糖色2克，美极酱油10克，糖3克，绍酒10克。

做　　法：

1. 水发裙边去掉异味后与虫草同蒸40分钟。

2. 原汁入味调色收浓汤汁。

3. 鹌鹑蛋腌好，卤煮剥皮，摆放在裙边，四周再摆虫草即可。

功　　效：补肾定喘。

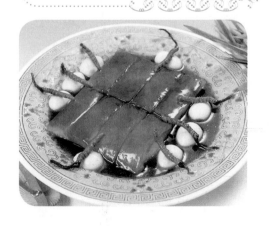

丹参

·养血安神助睡眠

别　　名	紫丹参、红丹参、大红袍、红根、血参根、血山根。
性味归经	味苦，微寒；归心、肝经。
用法用量	内服：煎汤，5～15克，大剂量可用至30克。

营养成分

丹参酮、隐丹参酮、异丹参酮、丹参内酯、丹参酸、原儿茶酸、琥珀酸等。

助眠功效

丹参有养血安神的作用，用于心悸失眠，常与酸枣仁、柏子仁等药配合同用。对于血瘀内阻引起的失眠，有非常好的疗效。

功用疗效

祛瘀止痛，活血通经，清心除烦。用于月经不调、经闭痛经、癥瘕积聚、胸腹刺痛、热痹疼痛、疮疡肿痛、心烦不眠、肝脾肿大、心绞痛。

适用人群

高血压、冠心病、脑血管疾病患者适用。头痛、眩晕者适用。肝硬化、糖尿病、肾炎以及小儿肺炎患者适用。慢性咽炎、消化性溃疡、风湿关节炎患者适用。皮肤病患者适用。

经典论述

1.《本草纲目》："活血，通心包络，治疝痛。"

2.《神农本草经》："主心腹邪气、肠鸣幽幽如走水、寒热积聚；破癥除瘕，止烦满，益气。"

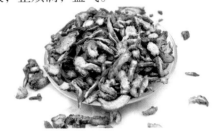

养生食谱

◆ 丹参茶

配　方：丹参2克，绿茶3克。

做　法：杯中放入丹参、绿茶，加入沸水，闷泡5分钟即可。

功　效：养血安神，清心除烦，防治心脑血管疾病。

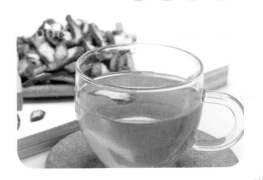

黄连

清心除烦睡得香

别　　　名	味连、川连、鸡爪连。
性味归经	味苦,性寒;归心、脾、胃、肝、胆、大肠经。
用法用量	内服:煎汤,1.5～3克;研末,每次0.3～0.6克;或入丸、散。

营养成分

小檗碱、黄连碱、甲基黄连碱、掌叶防己碱、阿魏酸、黄柏酮、黄柏内酯等。

助眠功效

黄连具有清热燥湿、泻火解毒的功效,痰热内扰、肝郁化火,用之可清热泻火,以治疗失眠。

功用疗效

酒黄连善清上焦火热,用于目赤、口疮;姜黄连清胃和胃止呕,用于寒热互结、湿热中阻、痞满呕吐;茱黄连舒肝和胃止呕,用于肝胃不和、呕吐吞酸。

注意事项

本品大苦大寒,过服久服易伤脾胃,脾胃虚寒者忌用。苦燥伤津、阴虚津伤者慎用。

良方妙方

1. 心肾不交,怔忡无寐:生川连15克,肉桂心1.5克。研细,白蜜丸。空心淡盐汤下。(《四科简效方》交泰丸)

2. 失眠、心悸:朱砂12克,生甘草7.5克,黄连15克。上药共研为细末,水泛为丸,如黍米大。口服,每日10丸。定神助眠,本方名为朱砂安神丸。

3. 失眠:黄连12克,朱砂15克,生地黄、当归各10克,炙甘草6克。水煎服,1日1剂,早晚服。清心、育阴、安神,用于心肾不交所致的失眠患者。

经典论述

1. 《神农本草经》:"主热气目痛、眦伤泣出,明目,肠澼腹痛下痢,妇人阴中肿痛。"

2. 《名医别录》:"主五脏冷热、久下泄澼脓血,止消渴,大惊,除水利骨,调胃厚肠,益胆,疗口疮。"

3. 《日华子本草》:"治五劳七伤、益气,止心腹痛。惊悸烦躁,润心肺,长肉,止血;并疮疥,盗汗,天行热疾;猪肚蒸为丸,治小儿疳气。"

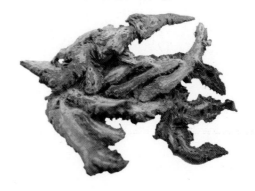

养生食谱

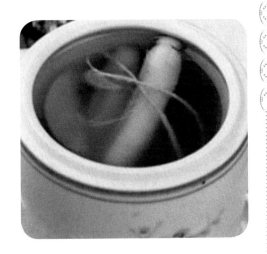

◆ 黄连白头翁粥

配　方：白头翁 50 克，黄连 10 克，粳米 30 克。

做　法：

1. 将黄连、白头翁放入砂锅，加水 500 毫升，煎煮 20 分钟，除去药渣，保留药汁。

2. 在锅中加清水 400 毫升，加粳米煮至米开花，加入药汁，煮成粥即可。

功　效：清热，解毒，凉血。

◆ 人参黄连茶

配　方：人参、黄连各 3 克，白术 9 克。

做　法：将人参、黄连、白术装入茶包，放入杯中，冲入沸水，闷泡 20 分钟即可。

功　效：清热燥湿，清心除烦，泻火解毒。

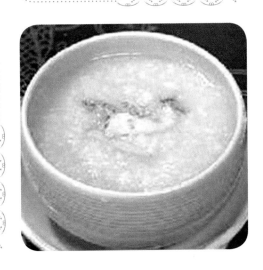

天麻

✦ 息风定惊以助眠

别　　　　名	明天麻、定风草根、赤箭、木浦、白龙皮、离母、鬼督邮。
性 味 归 经	味甘，性平；归肝经。
用 法 用 量	内服：煎汤，3～10克。

营养成分

蛋白质、氨基酸、维生素 A、天麻素、香荚兰素、天麻多糖以及铁、锌、氟、锰、碘等。

助眠功效

天麻具有息风定惊的功效，常与灵芝合用治疗头痛失眠、头晕目眩、肢体麻木等症。

功用疗效

平肝息风止痉。用于头痛眩晕、肢体麻木、小儿惊风、癫痫抽搐、破伤风。

注意事项

天麻一次服用不可超过 40 克，否则引起中毒。久服天麻，也会引发皮肤过敏。天麻入药时，不宜久煎，否则失去镇痛镇静的作用。天麻不可与御风草根配伍，否则可能发生结肠炎。口干便闭者忌服。气血虚甚者慎服。

良方妙方

肝风上扰之头痛、眩晕、失眠：天麻、栀子、黄芩、杜仲、益母草、桑寄生、夜交藤、朱茯神各 9 克，川牛膝、钩藤各 12 克，石决明 18 克。水煎服。本方名为天麻钩藤饮。

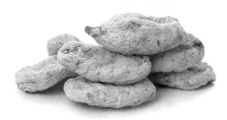

养生食谱

◆ 天麻炖鱼头

配　　方：天麻 30 克，大鱼头 1 只，淮山药 20 克，小枣 10 枚。

做　　法：天麻洗净切成片，鱼头洗净，用油煎半熟，下葱姜、淮山药、小枣、天麻、清水，大火炖至鱼头酥烂，汤汁奶白，调好口味即可食用。

功　　效：息风止痰，平肝阳，祛风，利水，补气益血。

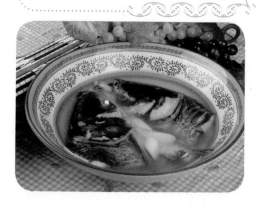

第四章

穴位外治——
一穴制胜治失眠

第一节 找准穴位的方法技巧

正确取穴对艾灸、拔罐、按摩、刮痧疗效的关系很大。因此，准确选取俞穴，也就是俞穴的定位，一直为历代医家所重视。

骨度分寸法

骨度分寸法，始见于《灵枢·骨度》篇。是以骨节为主要标志测量周身各部的大小、长短，并依其比例折算尺寸作为定穴标准的方法。不论男女、老少、高矮、肥瘦都是一样。如腕横纹至肘横纹为12寸，也就是将这段距离划成12等分，取穴就以它作为折算的标准。常用的骨度分寸见下表。

手指比量法

以患者手指为标准来定取穴位的方法。由于生长相关律的缘故，人类机体的各个局部间是相互关联的。由于选取的手指不同，节段亦不同，手指比量法可分作以下几种。

中指同身寸法：以患者的中指中节屈曲时内侧两端纹头之间作为1寸，可用于四肢部取穴的直寸和背部取穴的横寸。

拇指同身寸法：以患者拇指指关节的横度作为1寸，亦适用于四肢部的直寸取穴。

横指同身寸法：亦名"一夫法"，令患者将食指、中指、无名指和小指并拢，以中指中节横纹处为准，四指横量作为3寸。

自然标志取穴法

根据人体表面所具特征的部位作为标志定取穴位的方法称为自然标志定位法。人体的自然标志有两种。

固定标志法：以人体表面固定不移，又有明显特征的部位作为取穴标志的方法。如人的五官、爪甲、乳头、肚脐等作为取穴的标志。

活动标志法：依据人体某局部活动后出现的隆起、凹陷、孔隙、皱纹等作为取穴标志的方法。如曲池屈肘取之。

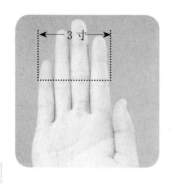
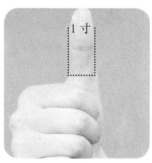
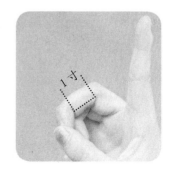

常用骨度分寸表

分部	起止点	常用骨度	度量法	说明
头部	前发际至后发际	12寸	直寸	如前后发际不明，从眉心量至大椎穴作18寸，眉心至前发际3寸，大椎穴至后发际3寸
	耳后两完骨（乳突）之间	9寸	横寸	用于量头部的横寸
胸腹部	天突至歧骨（胸剑联合）	9寸	直寸	胸部与肋部取穴直寸，一般根据肋骨计算，每一肋骨折作1寸6分（天突至璇玑可作1寸，璇玑至中庭，各穴间可作1寸6分计算）
	歧骨至脐中	8寸		
	脐中至横骨上廉（耻骨联合上缘）	5寸		
	两乳头之间	8寸	横寸	胸腹部取穴的横寸，可根据两乳头之间的距离折量。女性可用左右缺盆穴之间的宽度来代替两乳头之间的横寸
背腰部	大椎以下至尾骶	21椎	直寸	背部腧穴根据脊椎定穴。一般临床取穴，肩胛骨下角相当第7（胸）椎，髂嵴相当第16椎（第4腰椎棘突）
	两肩胛骨脊柱缘之间	6寸	横寸	
上肢部	腋前纹头（腋前皱襞）至肘横纹	9寸	直寸	用于手三阴、手三阳经的骨度分寸
	肘横纹至腕横纹	12寸		
侧胸部	腋以下至季胁	12寸	直寸	"季胁"指第11肋端下方
侧腹部	季胁以下至髀枢	9寸	直寸	"髀枢"指股骨大转子高点
下肢部	横骨上廉至内辅骨上廉（股骨内髁上缘）	18寸	直寸	用于足三阴经的骨度分寸
	内辅骨下廉（胫骨内髁下缘）至内踝高点	13寸		
	髀枢至膝中	19寸	直寸	用于足三阳经的骨度分寸；前面相当犊鼻穴，后面相当委中穴；臀横纹至膝中，作14寸折量
	臀横纹至膝中	14寸		
	膝中至外踝高点	16寸		
	外踝高点至足底	3寸		

第二节　助眠常用特效穴位

印堂穴

宁心安神以助眠

印堂穴是人体经外奇穴，《达摩秘功》中将此穴列为"回春法"之一，可见其重要地位。印堂穴位于督脉之上，且督脉与任脉相通，而任督二脉对十二经脉起着维系与沟通作用。因此，刺激印堂穴不但能治头部诸症，还可使头部气血通畅，清利头目，缓解失眠症状。

【定位】

位于人体前额部，当两眉头间连线与前正中线之交点处。

【主治】

头痛，眩晕，失眠，结膜炎，睑缘炎，鼻炎，额窦炎，鼻出血，面神经麻痹，三叉神经痛，子痫，高血压，小儿惊风等。

【功效】

清头明目，通鼻开窍，宁心安神。

【日常保健】

» 按摩：

取坐位或仰卧位，用拇指或中指指腹按住印堂穴，做上下推的动作。先向上推至发际 10～20 次后，再向下推至鼻梁 10～20 次。经常指推此穴可改善头痛、眩晕、烦躁等症。

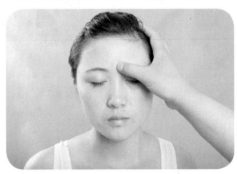

» 艾灸：

采用温和灸法。每日灸 1 次，每次灸 5～15 分钟，一般 10 天为一疗程。可有效缓解头痛、眩晕、耳鸣等症。

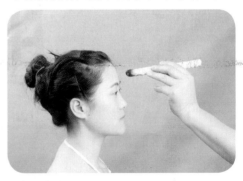

【配伍】

» 印堂 + 太阳 + 风池

太阳穴可醒脑安神，风池穴可通畅头部气血，此二穴与印堂穴配伍合用，有醒脑安神、缓解头痛头昏，治疗失眠的作用。

太阳穴

清肝明目缓头痛

太阳穴在中医经络学上被称为经外奇穴，《达摩秘方》中将按揉此穴列为"回春法"。刺激太阳穴可促使大脑血液循环加快，有降压作用，防治脑动脉硬化，能够快速有效地缓解脑部疲劳、头昏脑涨。太阳穴还可开窍醒神，对失眠引起的焦虑情绪也有一定的舒缓作用。

【定位】

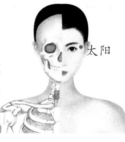
太阳

位于颞部，当眉梢与目外眦之间，向后约一横指的凹陷处。

【主治】

偏正头痛，目赤肿痛，目眩，目涩，牙痛，三叉神经痛。

【功效】

清肝明目，通络止痛。

【日常保健】

» 按摩：

双手中指或食指螺纹面分别按于两侧太阳穴，顺时针方向按揉2分钟，以局部有酸胀感为佳。如需要较大范围或力量较重的按揉，可以用两手的鱼际部代替食指。经常按揉此穴，有改善视力、头痛、头晕等作用。

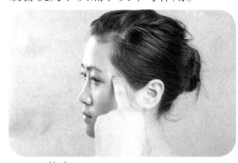

» 艾灸：

用温和灸灸太阳穴，每日灸1次，每次灸3～5分钟，灸至皮肤产生红晕为止。经常艾灸此穴，可治疗头痛、头晕等病症。

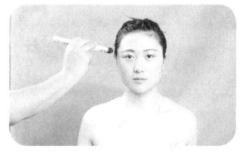

【配伍】

» 太阳 + 内关 + 神门

内关穴与神门穴都有养心安神的功效，另神门穴还可活血通络，与太阳穴配伍，可用于治疗偏头痛，失眠等症。

» 太阳 + 印堂

按摩太阳穴可以给大脑以良性刺激，能够解除疲劳、振奋精神、止痛醒脑，与印堂穴配伍，可治疗失眠、头痛、头昏等症。

百会穴

安神定志治失眠

头为诸阳之会，百脉之宗，而百会穴则为各经脉气会聚之处。穴性属阳，又于阳中寓阴，故能通达阴阳脉络，连贯周身经穴，对于调节机体的阴阳平衡起着重要的作用。百会有提阳气、醒神开窍的作用，能够治疗气血不足、肝火旺盛、风邪侵袭引起的各种头昏、头疼，临床上常将它作为治疗头顶痛的首选穴。

【定位】

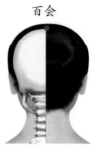

百会

位于头部，当前发际正中直上5寸，或两耳尖连线中点处。

【主治】

头痛，眩晕，高血压，惊悸，健忘，尸厥，中风不语，癫狂，痫证，瘾症，耳鸣，鼻塞，脱肛，痔疾，阴挺，泄泻。

【功效】

醒脑开窍，安神定志，升阳举陷。

【日常保健】

》按摩：

用拇指或手掌按摩头顶中央的百会穴，每次按顺时针方向和逆时针方向各按摩50圈，每日2~3次。坚持

按摩，可提神醒脑，防止脱发、头顶痛、中风失语、头昏头痛、神经衰弱等。

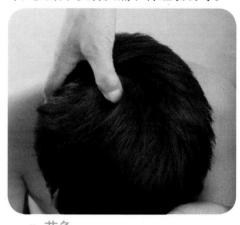

》艾灸：

持扶阳罐温灸该穴位，每天晚上灸15分钟左右，让罐体的温热、红外线及磁场刺激该穴位，可改善头顶痛、头昏头痛、失眠、阳气不足、神经衰弱等疾病。

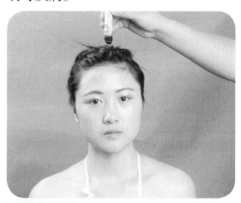

【配伍】

》百会 + 神道 + 三阴交

神道穴具有清热、宁心安神的功效，三阴交穴滋养肝肾以助眠，百会穴与此二穴配伍，可治疗健忘、失眠等症。

四神聪穴

四神聪，原名"神聪"，位于头顶部，百会穴前后左右各开1寸处，共由4个穴位组成。就像四路大神各自镇守一方，故名"四神聪"。刺激该穴，可促进头部血液循环，增加大脑供血，有疏通血脉、降低血压、消除疲劳、安神助眠的功效。

【定位】

位于头顶部，当百会前后左右各1寸，共四穴。

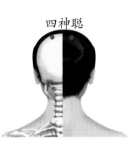

四神聪

【主治】

头痛，眩晕，失眠，健忘，癫狂，痫证，偏瘫，脑积水，大脑发育不全。

【功效】

镇静安神，清头明目，醒脑开窍。

【日常保健】

» 按摩：

取坐位，用双手的食指、中指同时点揉四神聪穴，每穴点揉2分钟，以局部有酸胀感为佳。经常点揉四神聪穴可改善失眠、眩晕、健忘等病症。

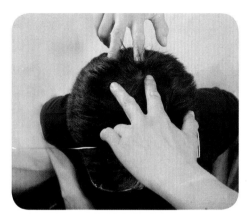

» 刮痧：

用刮痧板刮拭四神聪穴50次，力度轻柔，隔天1次，可有效改善头痛、眩晕、失眠、健忘等病症。

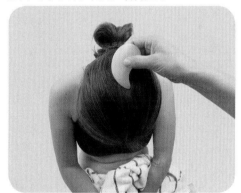

【配伍】

» 四神聪 + 神门 + 三阴交

神门穴可养心安神，三阴交具有调理肝、脾、肾经的作用。四神聪穴与此二穴配伍使用，治疗失眠、多梦、神经衰弱等症。

» 四神聪 + 内关 + 印堂

内关穴养心安神，印堂穴镇静安神，四神聪穴疏调头部气血，三者配伍治疗失眠、头痛头昏、神经衰弱。

神庭穴

镇静安神助睡眠

神庭穴也称为智慧穴，主要管理的就是身体中的神经系统，有清头散风、镇静安神的作用，可缓解失眠患者的头痛头昏症状，配合心经穴位对失眠引起的焦虑情绪也有一定的舒缓作用。

【定位】

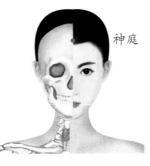

神庭

位于头部，当前发际正中直上0.5寸。

【主治】

头痛，眩晕，目赤肿痛，泪出，目翳，雀目，鼻渊，鼻衄，癫狂，痫证，角弓反张。

【功效】

清头散风，镇静安神。

【日常保健】

» 按摩：

如果患者感觉脑袋昏沉，或者是情绪波动比较大，那么每天按摩这个穴位50～100下。长期按摩，可防治记忆力减退、结膜炎、精神分裂症等病症。

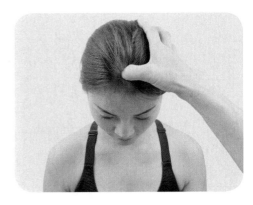

» 刮痧：

用刮痧板角部呈45°角刮拭神庭穴2～3分钟，可不出痧。隔天一次，可治疗癫痫、角弓反张、呕吐等病症。

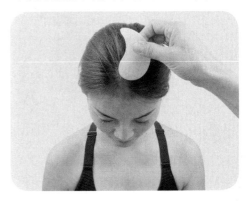

【配伍】

» 神庭＋心俞＋太溪＋安眠

心俞穴可通络养心安神，太溪穴可滋阴益肾降火，安眠穴可镇静助眠。此三穴与神庭穴配伍，可益心安神，主治失眠。

» 神庭＋本神＋印堂

本神穴可通畅头部经络气血，印堂穴可镇静安神，此二穴与神庭穴配伍，可治疗前额痛、失眠、头痛。

神门穴

益心安神治失眠

神门穴是手少阴心经的穴位之一，是心经的原穴，是神气出入的门户，具有静心安神、清心调气的作用。刺激神门穴不久便会有困倦感，对治疗失眠有良好的效果。

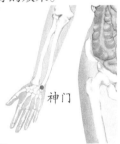

神门

【定位】

位于腕部，腕掌侧横纹尺侧端，尺侧腕屈肌腱的桡侧凹陷处。取穴时仰掌，在尺侧腕屈肌桡侧缘，腕横纹上取穴。

【主治】

现代常用于治疗心绞痛、无脉症、神经衰弱、癔症、精神分裂症等。

【功效】

益心安神，通经活络。

【日常保健】

》 按摩：

一手拇指掐住神门穴大约 30 秒，然后松开 5 秒，反复操作，直到出现酸、麻、胀感觉为止，左右手交替进行。能防治前臂麻木、失眠、健忘等病症。

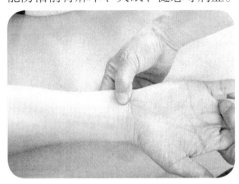

》 艾灸：

手执艾条以点燃的一端对准施灸部位，距离皮肤 1.5 ~ 3 厘米，以感到施灸处温热、舒适为度。每日灸 1 次，每次灸 5 ~ 15 分钟。可缓解健忘、失眠、癫狂等症状。

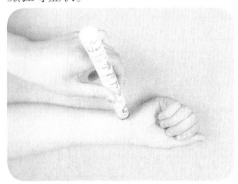

【配伍】

》 神门＋内关＋三阴交

内关理气止痛，三阴交健脾利湿、补益肝肾。三穴配伍，有宁心安神的作用，可治疗健忘、失眠。

》 神门＋支正

支正活血通络。两穴配伍，有宁心安神的作用，可治疗健忘、失眠。

内关穴

宁心安神以助眠

内关穴属手厥阴心包经，为心包经之络穴，亦为八脉交会穴之一，与阴维脉相通。内意为内侧，与外相对；关意为关隘，因穴在前臂内侧要处，犹如关隘，故名。内关穴有养心安神的功效，对于失眠恰合病机，是治疗失眠之主穴。

【定位】

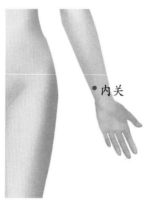

• 内关

位于前臂掌侧，当曲泽与大陵的连线上，腕横纹上2寸，掌长肌腱与桡侧腕屈肌腱之间。

【主治】

心绞痛，心肌炎，心律不齐，高血压病，高脂血症，胃炎，癔症等。

【功效】

宁心安神，理气止痛。

【日常保健】

» 按摩：

用拇指指腹揉按内关穴100～200次，力度适中，手法连贯，以局部有酸胀感为宜。每天坚持，能够缓解呕吐、晕车、心痛等病症。

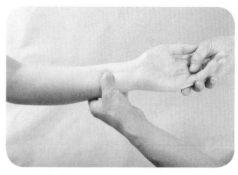

» 艾灸：

施灸时，手执艾条以点燃的一端对准施灸部位，距离皮肤1.5～3厘米，以感到施灸处温热、舒适为度。具有理气止痛的功效，可治疗心痛、痛经等病症。

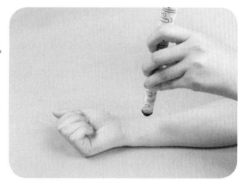

【配伍】

» 内关 + 神门 + 三阴交

内关穴养心安神，神门穴通经活络安神，三阴交穴调理肝、脾、肾经。此三穴配伍，主治失眠健忘、神经衰弱。

» 内关 + 大陵 + 神门

大陵穴安神宽胸，神门穴通经活络。此二穴与内关穴配伍，用于治疗失眠。

通里穴

清热安神调心气

通，通道；里，内部。该穴名意指心经的地部经水由本穴的地部通道从地之天部流入地之地部。属手少阴心经，是心经络穴，可治疗本经病变，有镇静、安神、调心气的作用，对于失眠引起的心悸多梦有很好的疗效。

【定位】

位于前臂掌侧，当尺侧腕屈肌腱的桡侧缘，腕横纹上1寸。

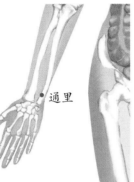

【主治】

现代常用于治疗心绞痛、无脉症、神经衰弱、癔症、精神分裂症等。

【功效】

益心安神，通经活络。

【日常保健】

» 按摩：

一手拇指掐住神门穴大约30秒，然后松开5秒，反复操作，直到出现酸、麻、胀感觉为止，左右手交替进行。能防治前臂麻木、失眠、健忘等病症。

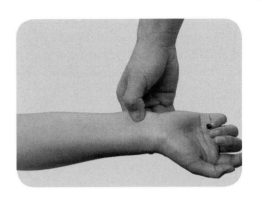

» 艾灸：

手执艾条以点燃的一端对准施灸部位，距离皮肤1.5～3厘米，以感到施灸处温热、舒适为度。每日灸1次，每次灸5～15分钟。可缓解健忘、失眠、癫狂等症状。

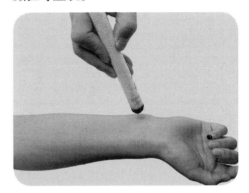

【配伍】

» 神门＋内关＋三阴交

内关理气止痛，三阴交健脾利湿、补益肝肾。三穴配伍，有宁心安神的作用，可治疗健忘、失眠。

» 神门＋支正

支正活血通络。两穴配伍，有宁心安神的作用，可治疗健忘、失眠。

少府穴

清心泻热宁神志

少，幼小；府，府宅。少府穴是手少阴心经的穴位之一，为心经荥穴，该穴名意指本心经气血在此聚集。刺激少府穴可宁神志、调心气，从整体调节体内阴阳平衡。

【定位】

位于手掌面第4、5掌骨之间，握拳时，当小指尖处。

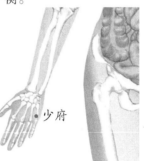

少府

【主治】

心悸，胸痛，小便不利，遗尿，阴痒痛，小指挛痛。

【功效】

发散心火，行气活血。

【日常保健】

» 按摩：

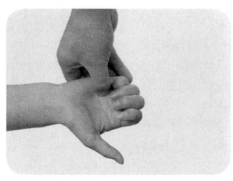

用拇指弹拨少府穴片刻，然后松开，每天坚持按摩此穴3～5分钟，可治疗心烦、心悸不安。

» 艾灸：

取坐位，点燃艾条对准施灸部位，距离皮肤1.5～3厘米，以感到施灸处温热、舒适为度。每日灸1次，每次灸15～20分钟，灸至皮肤产生红晕为止，10次为1个疗程。可治疗神经系统损害。

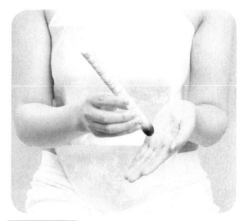

【配伍】

» 少府＋通里＋内关＋太溪

内关穴养心安神，通里穴滋阴降火、交通心肾，少府穴清心泻热，太溪穴滋阴益肾。四穴合用，治疗阴虚火旺型失眠。

» 少府＋丰隆＋劳宫＋神道

丰隆穴可清热化痰，劳宫穴清心泻热、开窍醒神，神道穴清热安神。少府穴与这三穴合用，治疗痰热内扰引起的失眠症。

大陵穴

宁心安神睡得香

大陵穴是手厥阴心包经的输穴和原穴，属孙真人十三鬼穴之一，其治疗精神神志疾病的临床疗效早已被几千年来的中医实践所证明。可宁心安神、和营通络的大陵穴，常用于治疗失眠。

【定位】

位于腕掌横纹的中点处，当掌长肌腱与桡侧腕屈肌腱之间。

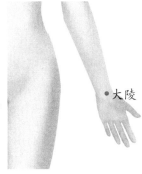

· 大陵

【主治】

心痛，心悸，胃痛，呕吐，惊悸，癫狂，痫证，胸胁痛，腕关节疼痛，喜笑悲恐。

【功效】

宁心安神，和营通络，宽胸和胃。

【日常保健】

» 按摩：

用左手拇指尖端按压右手大陵穴，垂直用力，向下按压，按而揉之，持续20～30秒后，渐渐放松，再轻揉局部，如此反复操作。左右手交替进行，每次每侧穴按压5～10分钟，每日1～2次。可治疗口臭、心痛、胃痛、呕逆。

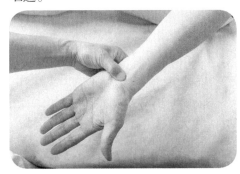

» 艾灸：

取坐位，点燃艾条对准施灸部位，距离皮肤1.5～3厘米，以感到施灸处温热、舒适为度。每日灸1次，每次灸15～20分钟，灸至皮肤产生红晕为止，可治疗惊悸、癫狂。

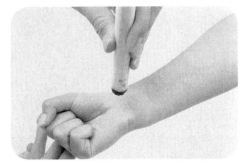

【配伍】

» 大陵＋劳宫

劳宫穴具有清心泻热、开窍醒神的功效，大陵穴可补气养心、养血安神。此两穴配伍，可治疗心绞痛、失眠头痛。

» 大陵＋心俞＋神门

心俞穴可养心安神，神门穴可益气安神。此二穴配伍大陵穴，可用于治疗心悸、失眠多梦。

劳宫穴

清心安神治失眠

劳，劳作；宫，宫殿。该穴名意指心包经的高热之气在此带动脾土中的水湿气化为气。劳宫穴有内外之分，属手厥阴心包经穴，为心包经之"荥穴"。刺激劳宫穴可清心热，泻肝火，用于治疗失眠、神经衰弱等症。

【定位】

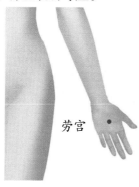

位于手掌心，当第2、3掌骨之间偏于第3掌骨，握拳屈指的中指尖处。

劳宫

【主治】

中风昏迷，中暑，心痛，癫狂，痫证，口疮，口臭，鹅掌风。

【功效】

提神醒脑，清心安神。

【日常保健】

» 按摩：

采用按压、揉擦等方法，左右手交叉进行，每穴各操作10分钟，每天2～3次，不受时间、地点限制。也可借助小木棒、笔套等钝性的物体进行按摩。可治疗失眠、神经衰弱等症。

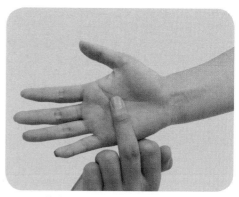

» 艾灸：

手执艾条以点燃的一端对准施灸部位，距离皮肤1.5～3厘米，以感到施灸处温热、舒适为度。每日灸1次，每次灸3～15分钟。可有效缓解高血压病、糖尿病、心痛等病症。

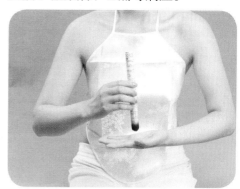

【配伍】

» 劳宫＋大陵

大陵穴可补气养心、养血安神，劳宫穴可清心泻热、开窍醒神。此二穴配伍，可用于治疗心绞痛、失眠。

» 劳宫＋涌泉

涌泉穴有清热滋阴、清头目的功效，劳宫穴可清心泻热。此二穴配伍，可用于治疗阴虚火旺型失眠。

足三里穴

补中益气疗失眠

足三里为足阳明胃经之合穴，是五俞穴之一，"合治内腑"凡六腑之病皆可用之，是一个强壮身心的大穴。故刺激足三里穴具有健脾和胃、生化气血的功效，对于气血不足引起的失眠有很好的疗效。

【定位】

位于小腿前外侧，当犊鼻下3寸，距胫骨前缘一横指（中指）。

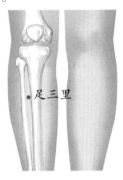

足三里

【主治】

急慢性胃肠炎，十二指肠溃疡，胃下垂，痢疾，阑尾炎，肠梗阻，肝炎，高血压，高脂血症，冠心病，心绞痛，风湿热，支气管炎，支气管哮喘，肾炎，肾绞痛，膀胱炎，阳痿，遗精，功能性子宫出血，盆腔炎，休克，失眠等。

【功效】

调理脾胃，补中益气，通经活络，疏风化湿，扶正祛邪。

【日常保健】

手指按压：每天用大拇指或中指按压足三里穴一次，每次每穴按压1～3分钟，每分钟按压15～20次，长期坚持，可改善失眠等病症。

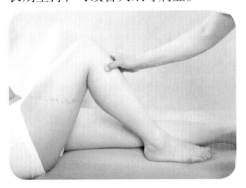

» 艾灸：

每周用艾条灸足三里穴1～2次，每次灸15～20分钟。坚持2～3个月，有理脾胃、调气血、补虚弱之功效。

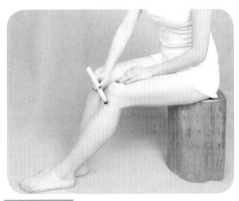

【配伍】

» 足三里＋中脘＋神门＋印堂

中脘穴健脾和胃化湿，神门穴宁心安神，印堂穴镇静安神。足三里与此三穴配伍，可治疗脾虚引起的失眠。

» 足三里＋丰隆＋百会

百会穴清头目、宁神志，丰隆穴清热化痰，足三里穴和胃祛湿。此三穴配伍，可治疗痰热内扰引起的失眠。

三阴交穴

滋阴补肾以助眠

三阴，足三阴经也；交，交会也。属足太阴脾经，穴名意指足部的三条阴经中气血物质在本穴交会。因此应用广泛，除可健脾渗湿外，也可调肝补肾。亦有安神之效，可帮助睡眠。

【定位】

位于小腿内侧，当足内踝尖上3寸，胫骨内侧缘后方。

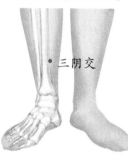

三阴交

【主治】

肠鸣腹胀，泄泻，月经不调，带下，阴挺，不孕，滞产，遗精，阳痿，遗尿，疝气，心悸，失眠，高血压病，高脂血症、下肢痿痹，脚气。

【功效】

健脾和胃，调补肝肾，行气活血，疏经通络。

【日常保健】

» 按摩：

被按摩者仰卧，按摩者用拇指顺时针按揉三阴交穴2分钟，然后逆时针按揉2分钟，力度适中，手法连贯，按揉至局部有胀麻感为宜。每天坚持，

能够治疗头痛、月经不调、腹痛、泄泻等病症。

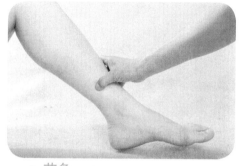

» 艾灸：

艾条温和灸每日灸1次，每次灸20分钟左右，灸至皮肤产生红晕为止。可以疏散风邪、行气活血、疏经通络，对失眠头痛的治疗有很好的疗效。

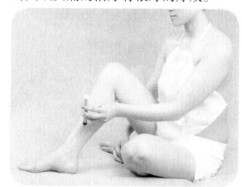

【配伍】

» 三阴交 + 心俞 + 神门

心俞穴可养心安神，神门穴可宁心安神。三阴交穴与此二穴配伍，可治疗失眠、健忘。

» 三阴交 + 印堂 + 内关 + 翳明

印堂穴镇静安神，内关穴养心安神，翳明穴聪耳明目、宁心安神。三阴交穴与此三穴配伍，主治失眠、神经衰弱。

行间穴

凉血安神以助眠

行，行走、流动、离开；间，二者当中。该穴名意指肝经的水湿风气由此顺传而上。对于肝郁化火，上扰心神引起的失眠，具有平肝降火、解郁安神的功效。

【定位】

位于足背侧，当第1、2趾间，趾蹼缘的后方赤白肉际处。

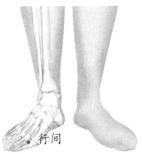

· 行间

【主治】

高血压，青光眼，结膜炎，睾丸炎，功能性子宫出血，肋间神经痛等。

【功效】

清肝泄热，凉血安神，息风活络。

【日常保健】

» 按摩：

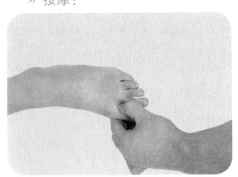

用拇指指尖掐按行间穴3～5分钟，力度适中，手法连贯。每天坚持，能够治疗耳聋、耳鸣、眩晕等症。

» 艾灸：

点燃艾炷刺激行间穴，把点燃的艾炷挂在行间穴上方，停留10分钟左右，每天热灸1次。这种方法对高血压病引起的头痛有很好的辅助治疗作用。

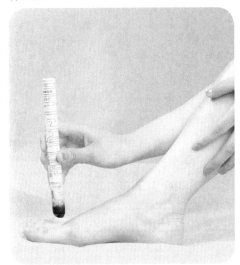

【配伍】

» 行间 + 内关 + 太冲

内关穴可养心安神，太冲穴疏肝理气化痰。此二穴与行间穴配伍，可治疗肝郁化火型失眠、心悸。

» 行间 + 三阴交 + 太冲

三阴交穴可益气健脾、调理肝肾，太冲穴可疏肝理气。行间穴与此二穴配伍，可滋阴清热、疏肝理气，治疗肝郁化火型失眠。

太冲穴

养肝护肝安心神

太，大；冲，冲射之状。该穴名意指肝经的水湿风气在此向上冲行。穴属肝经，为肝脏原气留止之处。一方面，"肝足厥阴之脉，上出额，与督脉会于巅"（《灵枢·经脉》），所以肝脑相通；另一方面，肝为"一身气化发生之始""握升降之枢"，因此古今论述皆认为太冲具平肝潜阳、行气解郁之功，对肝郁引起的失眠，可起到疏肝解郁的作用，配合心经穴位治疗失眠。

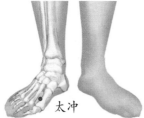

太冲

【定位】

位于足背侧，当第1跖骨间隙的后方凹陷处。

【主治】

脑血管病，高血压，青光眼，面神经麻痹，癫痫，肋间神经痛，月经不调，下肢瘫痪，头痛，眩晕，小儿惊风，口㖞等。

【功效】

回阳救逆，调经止淋。

【日常保健】

» 按摩：

用拇指指腹按揉太冲穴，每天按揉3次，每次100下，可给心脏供血，对情绪压抑、生闷气后产生的反应有疏泄作用。也可有效缓解头晕、头痛等病症。

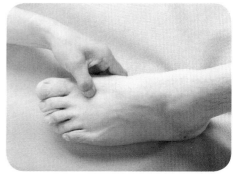

» 艾灸：

每天温和灸灸太冲穴10～20分钟，具有调理气血，平肝息风的作用。可有效缓解头痛、高血压、癫狂、痫证等病症。

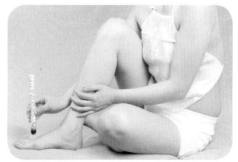

【配伍】

» 太冲＋行间＋内关

行间穴可凉血安神，内关穴可养心安神。太冲穴与此二穴配伍，可治疗肝郁化火型失眠。

太溪穴

滋阴益肾睡得香

太，大；溪，溪流。为足少阴原穴，被称为"人体第一大补穴"。该穴名意指肾经水液在此形成较大的溪水。中医认为，如久病伤肾、房劳伤肾、先天肾阴液不足等引起肾阴虚证，阴虚则体内阴液不足，心火旺盛，心肾不交从而引发失眠。刺激太溪穴可激活人体肾经的经气，疏通整条肾经，对全身都有调理作用。

【定位】

位于足内侧，内踝后方，当内踝尖与跟腱之间的凹陷处。

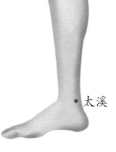
太溪

【主治】

头痛目眩，咽喉肿痛，齿痛，耳聋，耳鸣，咳嗽，气喘，胸痛咳血，消渴，月经不调，失眠，健忘，遗精，阳痿，小便频数，腰脊痛，下肢厥冷，内踝肿痛。

【功效】

滋阴益肾，壮阳强腰。

【日常保健】

» 按摩：

盘腿正坐，用左手拇指指腹按压右侧的太溪穴，按压时先按顺时针方向旋按 20 次，再按逆时针旋按 20 次。然后以相同的手法用右手拇指指腹按压左侧的太溪穴。按揉时力度保持适中，每次按揉 5 分钟左右，每天 2 次，能够治疗神经衰弱、耳鸣、头痛、哮喘。

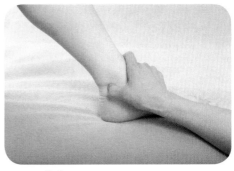

» 艾灸：

艾炷灸或温针灸 3～5 壮；艾条灸 5～10 分钟。每天 1 次，可改善各种肾虚引起的症状。

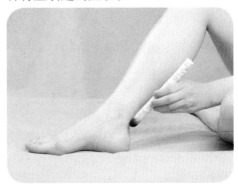

【配伍】

» **太溪 + 申脉**

申脉穴有活血理气、宁心安神的功效，主治头痛眩晕、癫痫、失眠等精神疾患。与太溪穴配伍，可治疗失眠、神经衰弱症。

涌泉穴

滋肾益阴息肝风

涌泉穴为肾经经脉的第一穴，为肾经井穴。它联通肾经的体内体表经脉，肾经体内经脉中的高温高压的水液由此外涌而出体表，故名。涌泉穴在人体养生、防病、治病、保健等各个方面有重要作用。通过刺激涌泉穴，可以对肾、肾经及全身达到由下到上的整体性调节和整体性治疗的目的，可用于治疗失眠。

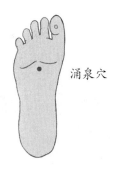

涌泉穴

【定位】

位于足底部，卷足时足前部凹陷处，约当第2、3趾缝纹头端与足跟连线的前1/3与后2/3交点上。

【主治】

休克，高血压，高脂血症，失眠，癔症，癫痫，小儿惊风，神经性头痛，遗尿，尿潴留等，为急救穴之一。

【功效】

滋肾益阴，平肝息风。

【日常保健】

» 按摩：

被按摩者仰卧，按摩者双手握脚，用两大拇指从足跟向足尖搓涌泉穴约1分钟，然后按揉约3分钟。搓涌泉穴具有使肾阴和肾阳旺盛的作用，从而治疗失眠、头晕等症。

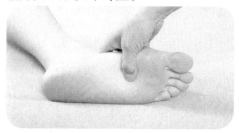

» 艾灸：

每日艾条温和灸灸1次涌泉穴，每次灸10分钟。可改善头顶痛、喉痹、腹胀等病症。

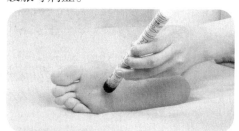

【配伍】

» 涌泉 + 四神聪 + 神门

四神聪穴疏通头部气血，神门穴宁心安神。此二穴配伍涌泉穴，主治头晕、失眠、昏厥、癫痫、休克。

» 涌泉 + 神门 + 太冲

神门穴宁心安神，太冲穴滋阴降火。此二穴配伍涌泉穴，可滋阴降火、育阴潜阳，治疗阴虚火旺型失眠。

心俞穴

理气宁心睡得安

心俞属足太阳膀胱经，为心的背俞穴，与心脏联系密切，善于散发心室之热。心脏功能的强弱和血液循环的盛衰，直接影响全身的营养状况。适当刺激心俞穴能有效调节心脏功能，补充心神气血，对于病位在心的失眠，具有补益心气、安神助眠的作用。

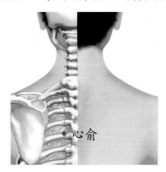

·心俞

【定位】

位于背部，当第5胸椎棘突下，旁开1.5寸。由平双肩胛骨下角之椎骨（第7胸椎），往上推2个椎骨，即第5胸椎棘突下缘，旁开约2横指（食、中指）处为取穴部位。

【主治】

现代常用于治疗冠心病，心绞痛，风湿性心脏病，肋间神经痛，精神分裂症，癔症等。

【功效】

理气宁心。

【日常保健】

» 按摩：

用双手拇指置于心俞穴进行揉法，以顺时针为主，反复3～5分钟后，再揉另一侧。力度要轻柔，不可太重。每天坚持，能够治疗心脾两虚型失眠。

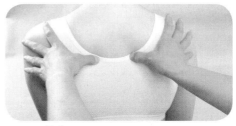

» 艾灸：

艾炷灸或温针灸5～7壮；艾条灸10～15分钟。可治疗胸痛、心悸等病症。

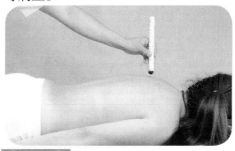

【配伍】

» **心俞 + 脾俞 + 安眠**

脾俞穴补脾益气，安眠穴是治疗失眠的经外奇穴，心俞穴养心安神。此三穴配伍，治疗心脾两虚型失眠。

» **心俞 + 神门 + 三阴交**

神门宁心安神，三阴交健脾利湿。三穴配伍，有调心脾、养心安神的作用，主治健忘、失眠、惊悸。

神道穴

泄热宁神安心穴

神，天之气；道，通道。神道名意为督脉阳气在此循其固有通道而上行。由于近心肺，居两侧心俞穴之间，心主神明，故本穴可治疗心绞痛、心悸、怔忡、失眠、健忘等症。现代也常用于治疗心脏神经官能症、神经衰弱等。

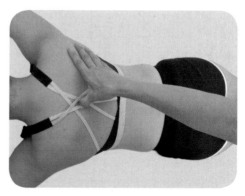

》刮痧：

用刮痧板刮拭神道穴 30 次，以出痧为度，隔天 1 次，可有效改善心悸、腰脊强、肩背痛等病症。

【定位】

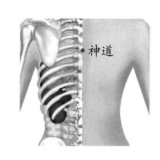

位于背部，当后正中线上，第 5 胸椎棘突下凹陷中。

神道

【主治】

心痛，惊悸，怔忡，失眠健忘，中风不语，癫痫，腰脊强，肩背痛，咳嗽，气喘。

【功效】

宁神安心，清热平喘。

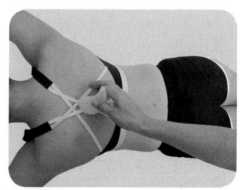

【配伍】

》神道 + 少海

少海穴可理气通络，益心安神，神道穴清热宁神。两穴合用，主治心悸、多梦、惊悸等。

》神道 + 百会 + 三阴交

百会穴清头目、宁神志，三阴交穴调理肝脾肾经，神道穴宁心安神。三穴合用，治疗失眠健忘、小儿惊风、痫症。

【日常保健】

》按摩：

用拇指适当力度垂直点按神道穴100 ~ 200 次，长期坚持，主治心悸、怔忡、健忘、失眠、多梦等症。

肝俞穴

理气明目兼安神

肝，肝脏；俞，输注。肝俞穴名意指肝脏的水湿风气由此外输膀胱经。肝之背俞穴，是治疗肝胆疾患的要穴。对肝郁血虚型失眠、配伍太冲穴、内关穴、四神聪穴可疏肝解郁、补心壮胆，缓解失眠症状。

【定位】

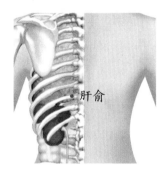

位于背部，当第9胸椎棘突下，旁开1.5寸。

【主治】

黄疸，胁痛，吐血，目赤，目眩，雀目，癫狂痫，脊背痛。

【功效】

疏肝利胆，理气明目。

【日常保健】

» 按摩：

用拇指指腹按揉肝俞穴100～200次，每天坚持，能够治疗肝阳上亢引起的头痛、失眠多梦。

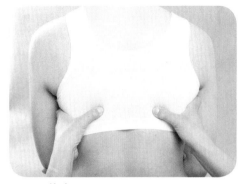

» 艾灸：

手执艾条以点燃的一端对准施灸部位，距离皮肤1.5～3厘米，以感到施灸处温热、舒适为度。每日灸1次，每次灸3～5分钟。可清肝明目，治疗头痛、失眠多梦、眼疾等病症。

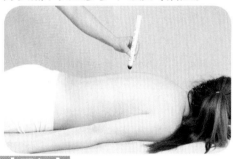

【配伍】

» 肝俞 + 肾俞 + 太溪

肝俞穴疏肝利胆，肾俞穴补益肾气，太溪穴滋阴育阳。此三穴合用，主治肝肾阴虚引起的健忘、失眠。

» 肝俞 + 行间 + 安眠

行间穴清肝泄热，安眠穴为治疗失眠的经外奇穴，肝俞穴解郁安神。此三穴配伍，治疗肝郁化火型失眠。

胆俞穴

疏肝利胆化湿热

胆,胆腑;俞,输注。胆俞名意指胆腑的阳热风气由此外输膀胱经。胆俞穴属足太阳膀胱经,胆之背俞穴,内应胆腑,善于外散胆腑之热,具有疏肝解郁、理气止痛的作用,对肝郁血虚型失眠,配伍肝俞穴、太冲穴、内关穴,可疏肝解郁、补心壮胆、缓解失眠症状。

【定位】

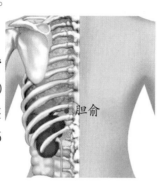

位于背部,当第10胸椎棘突下,旁开1.5寸。

胆俞

【主治】

黄疸,口苦,胁痛,肺痨,潮热。

【功效】

疏肝利胆,清热化湿。

【日常保健】

» 按摩:

按压胆俞穴时,一面吐气一面用力按压6秒钟,每回按压5次,每天5回,可缓解失眠症状。

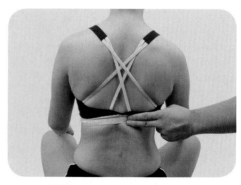

» 刮痧:

用刮痧板边缘从上而下刮拭胆俞穴3～5分钟,以皮肤有酸胀感为佳。隔天一次,可治疗眼疾。

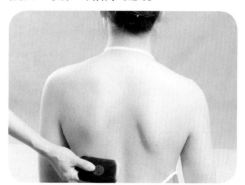

【配伍】

» 胆俞 + 心俞 + 神门

心俞穴养心安神,神门穴宁心安神,胆俞穴补心壮胆。三穴合用,可补心壮胆、安神定志,治疗心胆气虚型失眠。

» 胆俞 + 内关 + 百会

内关穴宁心安神,百会穴清头目、宁神志,胆俞穴补心壮胆。此三穴配伍,治疗心胆气虚引起的失眠。

脾俞穴

健脾升清以助眠

脾俞属足太阳膀胱经，为脾之背俞穴，内应脾脏，为脾经经气转输之处，善利脾脏水湿。刺激该穴可促使机体生化气血，是重要的保健穴。对于气血不足或脾胃不和引起的失眠，可起到补益脾气、调理胃腑之作用，以化生气血、祛湿和胃，从而治疗失眠。

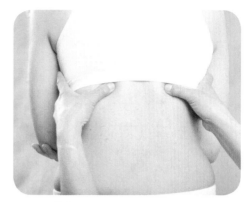
» 艾灸：

施灸时，被施灸者俯卧，施灸者手执艾条以点燃的一端对准施灸部位，距离皮肤 1.5 ~ 3 厘米处施灸。每日灸 1 次，每次灸 3 ~ 15 分钟。具有健脾补心的功效。

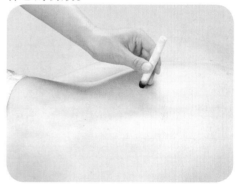

【定位】

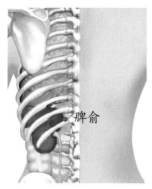

位于背部，当第 11 胸椎棘突下，旁开 1.5 寸。

脾俞

【主治】

腹胀，黄疸，呕吐，泄泻，痢疾，便血，水肿，背痛。

【功效】

健脾和胃，利湿升清。

【日常保健】

» 按摩：

用拇指指腹按揉脾俞穴 100 ~ 200 次，力度适中，手法连贯。每天坚持，能够促进消化功能，缓解失眠引起的头部不适。

【配伍】

» 脾俞 + 神门 + 心俞

脾俞穴健脾和胃，神门穴宁心安神，心俞穴养心安神。此三穴合用，主治心脾两虚引起的失眠、心悸。

» 脾俞 + 内关 + 三阴交

脾俞穴健脾和胃，内关穴宁心安神，三阴交穴补益脾胃。三穴合用，可治疗脾虚引起的失眠不寐。

肾俞穴

益肾助阳安心神

肾，肾脏；俞，输注。肾俞穴属足太阳膀胱经，为肾之背俞穴，善于外散肾脏之热，培补肾元。刺激肾俞穴可以调补肾气，对于肾阴虚引起的心肾不交型失眠，配伍心俞穴、神门穴、内关穴，有补益心肾、安神宁心的作用。

【定位】

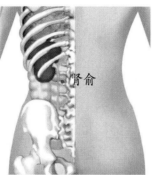

肾俞

位于腰部，当第2腰椎棘突下，旁开1.5寸。

【主治】

遗尿，遗精，阳痿，月经不调，白带，水肿，耳鸣，耳聋，腰痛。

【功效】

益肾助阳，强腰利水。

【日常保健】

» 按摩：

用拇指按揉肾俞穴100～200次，力度适中，手法连贯，按至局部有酸胀感为宜。每天坚持，能够缓解肾虚型失眠头痛。

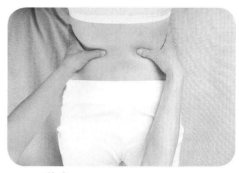

» 艾灸：

手执艾条以点燃的一端对准施灸部位，距离皮肤1.5～3厘米，左右方向平行往复或反复旋转施灸，以感到施灸处温热、舒适为度，灸至皮肤产生红晕为止。具有滋阴补肾的功能，可改善肾气不足型失眠。

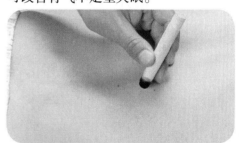

【配伍】

» 肾俞＋神门＋太溪

神门穴宁心安神，太溪穴调理肝肾，肾俞穴补肾益肝。此三穴合用，可滋阴养血补心肾，主治健忘、失眠、多梦。

» 肾俞＋三阴交＋神门＋肝俞

三阴交穴调理肝肾，神门穴宁心安神，肝俞穴疏肝理气，肾俞穴补益肾气。四穴合用，治疗肝肾阴虚引起的失眠、健忘。

第五章

内调外治
——中医全面调理七大类失眠

失眠是由于情志、饮食内伤、病后及年迈禀赋不足、心虚胆怯等病因引起心神失养或心神不安，从而导致经常不能获得正常睡眠为特征的一类病证。主要表现为睡眠时间、深度的不足以及不能消除疲劳、恢复体力与精力。轻者入睡困难，或寐而不酣，时寐时醒，或醒后不能再寐；重则彻夜不寐。

失眠是临床常见病证之一，虽不属于危重疾病，但妨碍人们正常生活、工作、学习和健康，并能加重或诱发心悸、胸痹、眩晕、头痛、中风等病证。顽固性的失眠，给病人带来长期的痛苦，甚至形成对安眠药物的依赖，而长期服用安眠药物又可引起医源性疾病。中医药通过调整人体脏腑气血阴阳的功能，能明显改善睡眠状况，且不引起药物依赖及医源性疾患，颇受欢迎。

失眠多为情志所伤、久病体虚、饮食不节、劳逸失度等引起阴阳失调、阳不入阴而发病。病位主要在心，涉及肝、胆、脾、胃、肾。病性有虚实之分，且虚多实少。其实证者，多因心火偏亢、肝郁化火、痰热内扰、胃气失和引起心神不安所致。治当清心泻火，清肝泻火，清化痰热，和中导滞，佐以安神宁心。常用朱砂安神丸、龙胆泻肝汤、黄连温胆汤、保和丸等。其虚证者，多由阴虚火旺、心脾两虚、心胆气虚引起心神失养所致。治当滋阴降火，补益心脾，益气镇惊，佐以养心安神。常用六味地黄丸合黄连阿胶汤、归脾汤、安神定志丸合酸枣仁汤等。

第一节　肝郁化火型失眠

中医辨证

★ 症状表现

急躁易怒，不寐多梦，甚至彻夜不眠，伴有头晕头胀，目赤耳鸣，口干而苦，便秘溲赤，舌红苔黄，脉弦而数。

★ 证候分析

忧怒伤肝，肝失条达，气郁化火，上扰心神则不寐；肝气犯胃则不思饮食；肝郁化火则急躁易怒；肝火乘胃，胃热则口渴喜饮；火热上扰，故目赤耳鸣；小便黄赤，大便秘结；舌红，苔黄，脉弦数均为热象。

★ 治法

清肝泻火，镇心安神。

★ 方药：龙胆泻肝汤

【组成】龙胆草（酒炒）、生甘草各6克，黄芩（酒炒）、栀子（酒炒）、木通、车前子各9克，泽泻12克，当归(酒炒)8克，生地黄20克，柴胡10克。

【用法用量】水煎服，亦可制成丸剂，每服6～9克，日两次，温开水送下。

【方义方解】方用龙胆草、黄芩、栀子清肝泻火；木通、车前子利小便而清热；柴胡疏肝解郁；当归、生地养血滋阴柔肝；甘草和中。

【加减化裁】可加茯神、生龙骨、生牡蛎镇心安神。若胸闷胁胀、善太息者，加香附、郁金以疏肝解郁。

按摩疗法

按揉肝俞穴

【定位】

位于背部，当第9胸椎棘突下，旁开1.5寸。

【按摩】

用两手拇指指腹按顺时针方向按揉肝俞穴约2分钟，然后按逆时针方向按揉约2分钟，以局部出现酸、麻、胀感觉为佳。

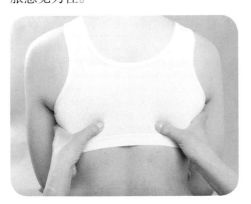

按揉神道穴

【定位】

该穴位于背部，当后正中线上，第5胸椎棘突下凹陷中。

【按摩】

用拇指适当力度垂直点按神道穴约2分钟，以局部出现酸、麻、胀感觉为佳。

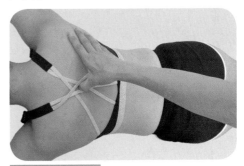

点按行间穴

【定位】

位于足背侧，当第1、2趾间，趾蹼缘的后方赤白肉际处。

【按摩】

用大拇指点按在行间穴的位置，轻轻按揉3分钟左右，稍微用力，以感觉压痛为度。

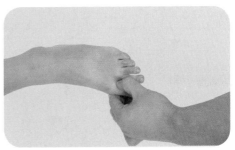

按揉太冲穴

【定位】

位于足背侧，当第1跖骨间隙的后方凹陷处。

【按摩】

用拇指指腹按揉此穴1～2分钟，以局部出现酸、麻、胀感觉为佳。

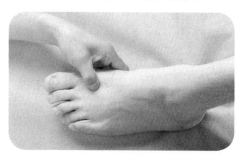

> **专家解析** 肝俞穴、行间穴与太冲穴合用疏肝解郁、清泻肝火。加上神道穴可清热宁心安神，对肝郁化火型失眠有较好的疗效。

按揉少府穴

【定位】

位于手掌面第4、5掌骨之间，握拳时，当小指尖处。

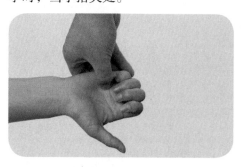

【按摩】

用拇指指腹按揉少府穴1～2分钟，以局部出现酸、麻、胀感觉为佳。

点按内关穴

【定位】

该穴位于前臂掌侧，当曲泽与大陵的连线上，腕横纹上2寸，掌长肌肌腱与桡侧腕屈肌肌腱之间。

【按摩】

用拇指或食指点按内关穴约1分钟，以局部感到酸胀并向腕部和手放射为佳。

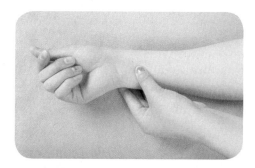

点按大陵穴

【定位】

该穴位于腕横纹上，屈曲腕关节时，手臂内侧正中紧张肌腱的内侧。

【按摩】

用拇指点按大陵穴约1分钟，顺时针方向和逆时针方向按揉1分钟，以有酸胀感为佳。

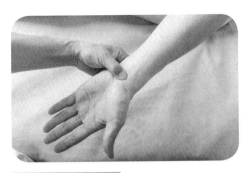

按揉三阴交穴

【定位】

该穴位于小腿内侧，当足内踝尖上3寸，胫骨内侧缘后方。

【按摩】

用拇指按顺时针方向按揉三阴交穴约2分钟，然后按逆时针方向按揉约2分钟，以局部出现酸、麻、胀感觉为佳。

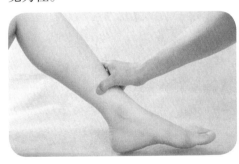

专家解析 少府穴清心泻热，大陵穴补气养血安神，内关穴宁心安神，三阴交穴滋阴降火。四穴使用按摩疗法，可清肝泻火、宁心安神，治疗肝郁化火型失眠。

刮痧疗法

刮拭四神聪穴

【定位】

位于头顶部，当百会前后左右各1寸，共四穴。

【刮拭】

用刮痧板刮拭四神聪穴50次，力度轻柔，以出痧为度。

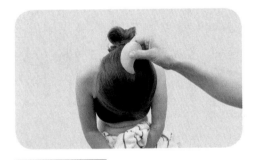

刮拭行间穴

【定位】

位于足背侧，当第1、第2趾间，趾蹼缘的后方赤白肉际处。

【刮拭】

用垂直按揉法按揉足背部行间穴，力度适中，以局部皮肤潮红出痧为度。

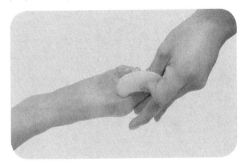

刮拭风池穴

【定位】

位于项部，在枕骨之下，与风府穴相平，胸锁乳突肌与斜方肌上端之间的凹陷处。

【刮拭】

用单角刮法，自上而下刮拭风池穴，以局部皮肤发红发热或出痧为度。

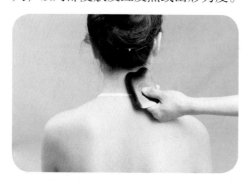

刮拭神门穴

【定位】

位于腕部，腕掌侧横纹尺侧端，尺侧腕屈肌腱的桡侧凹陷处。

【刮拭】

以角刮法刮拭神门穴3～5分钟，以皮肤微微出痧为度。

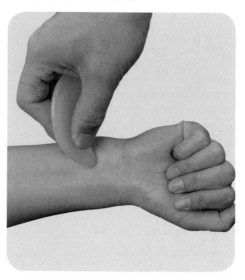

专家解析 四神聪宁心安神，行间平肝降火，风池疏调肝胆而止头痛头晕，神门养心安神。刮拭以上四穴，可宁心安神、疏肝理气，使肝胆热邪从皮毛肌腠排出，从而治疗肝胆火旺引起的失眠。

第二节　痰热内扰型失眠

中医辨证

★ 症状表现

不寐，胸闷心烦，泛恶，嗳气，伴有头重目眩，口苦，舌红苔黄腻，脉滑数。

★ 证候分析

肝胆之经有热、有痰，则口苦、目眩；痰火内盛，扰乱心神，所以心烦、失眠；痰热郁阻气机所以头重、胸闷、恶心、嗳气；舌质红，舌苔黄腻，脉象滑数，为痰热之象。

★ 治法

清化痰热，和中安神。

★ 方药：黄连温胆汤

【组成】黄连、甘草各3克，半夏、茯苓、竹茹、枳实各10克，陈皮6克。

【用法用量】水煎服。

【方义方解】方中半夏、陈皮、竹茹化痰降逆；茯苓健脾化痰；枳实理气和胃降逆；黄连清心泻火。

【加减化裁】若心悸动甚，惊惕不安，加珍珠母、朱砂以镇惊安神定志。若实热顽痰内扰，经久不寐，或彻夜不寐、大便秘结者，可用礞石滚痰丸降火泻热，逐痰安神。

按摩疗法

按揉印堂穴

【定位】

位于人体前额部，当两眉头间连线与前正中线之交点处。

【按摩】

用拇指或中指指腹按住印堂穴，做上下推的动作，先向上推至发际10～20次后，再向下推至鼻梁10～20次。

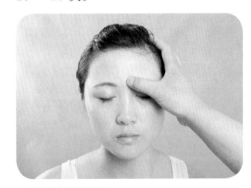

按揉神道穴

【定位】

该穴位于背部，当后正中线上第5胸椎棘突下凹陷中。

【按摩】

用拇指适当力度垂直点按神道穴约2分钟，以局部出现酸、麻、胀感为佳。

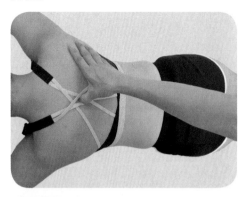

点按内关穴

【定位】

该穴位于前臂掌侧，当曲泽与大陵的连线上，腕横纹上2寸，掌长肌肌腱与桡侧腕屈肌肌腱之间。

【按摩】

用拇指或食指点按内关穴约1分钟，以局部感到酸胀并向腕部和手放射为佳。

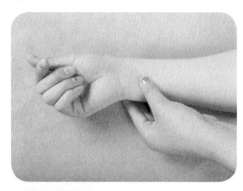

按揉中脘穴

【定位】

该穴位于上腹部前正中线上，当脐中上4寸。

【按摩】

用拇指指腹按压中脘穴约30秒，然后按顺时针方向按揉约2分钟，以局部出现酸、麻、胀感觉为佳。每天1次，10次为1个疗程。

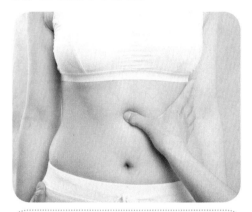

> **专家解析** 印堂穴镇静安神，神道穴与内关穴宁心安神，中脘穴清热化痰，和胃安神。按揉此四穴可清热化痰、宁心安神，对痰热内扰型失眠有较好的疗效。

按揉脾俞穴

【定位】

该穴位于背部，当第11胸椎棘突下，旁开1.5寸。

【按摩】

被按摩者俯卧，按摩者用两手拇指按在脾俞穴上，其余四指附着在肋骨上，按揉约2分钟；或捏空拳揉擦脾俞穴30~50次，擦至局部有热感为佳。

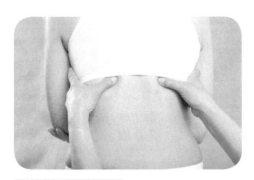

按揉三阴交穴

【定位】

该穴位于小腿内侧，当足内踝尖上3寸，胫骨内侧缘后方。

【按摩】

用拇指按顺时针方向按揉三阴交穴约2分钟，然后按逆时针方向按揉约2分钟，以局部出现酸、麻、胀感觉为佳。

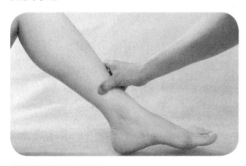

按揉丰隆穴

【定位】

位于小腿前外侧外踝尖上8寸，条口穴外，距胫骨前缘二横指（中指）。

【按摩】

用拇指指面着力于丰隆穴之上，

垂直用力，向下按压，按而揉之，产生酸、麻、胀、痛、热和走窜等感觉。每次每穴按压5～10分钟。每日1次。

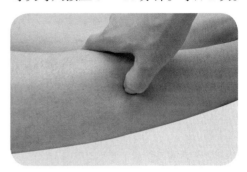

按揉太冲穴

【定位】

位于足背侧，当第1跖骨间隙的后方凹陷处。

【按摩】

用拇指指腹按揉此穴1～2分钟，以局部出现酸、麻、胀感觉为佳。

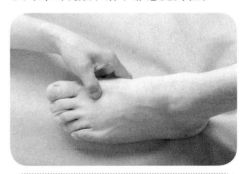

专家解析 脾俞穴健脾和胃，三阴交穴调理肝脾，丰隆穴清热化痰，太冲穴清热降火，四穴合用，可健脾化痰、清热安神，治疗痰热内扰引起的不寐症。

艾灸疗法

灸神门穴

【定位】

位于腕部，腕掌侧横纹尺侧端尺侧腕屈肌腱的桡侧凹陷处。

【艾灸】

艾条温和灸灸神门穴 5～15 分钟，灸至局部红晕温热为度，每日 1 次。

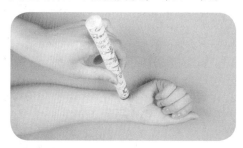

灸丰隆穴

【定位】

该穴位于小腿前外侧，外踝尖上 8 寸条口穴外，距胫骨前缘二横指（中指）。

【艾灸】

艾条温和灸灸丰隆穴 5～15 分钟，灸至局部红晕温热为度，每日 1 次。

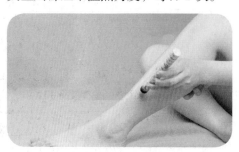

灸阴陵泉穴

【定位】

该穴位于小腿内侧，当胫骨内侧髁后下方凹陷处。

【艾灸】

艾条温和灸灸阴陵泉穴 5～15 分钟，灸至局部红晕温热为度，每日 1 次。

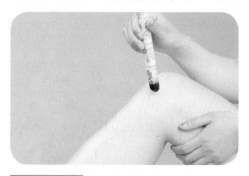

灸筑宾穴

【定位】

位于小腿内侧，当太溪与阴谷的连线上，太溪上 5 寸腓肠肌肌腹的内下方。

【艾灸】

艾条温和灸灸筑宾穴 5～15 分钟，灸至局部红晕温热为度，每日 1 次。

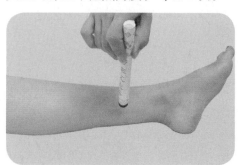

专家解析 10次为1个疗程，灸至睡眠改善为止。神门穴养心安神，丰隆穴可清热化痰，清利湿热，镇静安神。四穴配伍，对痰热内扰型失眠有较好的疗效。

刮痧疗法

刮拭背部膀胱经

【定位】

该经于背部后正中线旁开1.5寸，第3胸椎棘突下至当第2腰椎棘突下。

【刮拭】

用刮痧板边缘从上向下刮拭两侧背部膀胱经10～15次，至潮红出痧为止。

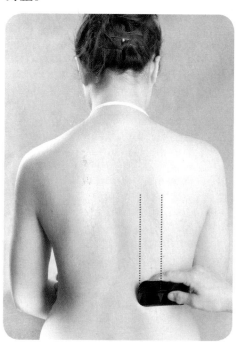

刮拭劳宫穴

【定位】

位于手掌心，当第2、3掌骨之间偏于第3掌骨，握拳屈指的中指尖处。

【刮拭】

用角刮法从上到下刮劳宫穴3～5分钟，力度微重，以出痧为度。

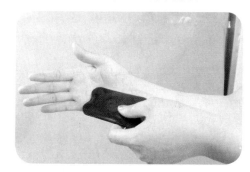

刮拭郄门穴

【定位】

位于前臂掌侧，当曲泽穴与大陵穴的连线上，腕横纹上5寸。

【刮拭】

以面刮法刮拭上肢腕部郄门穴30次，力度微重，以出痧为度。

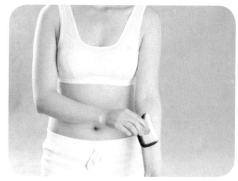

刮拭丰隆穴

【定位】

位于小腿前外侧，外踝尖上 8 寸，条口穴外距胫骨前缘二横指（中指）。

【刮拭】

用面刮法刮拭下肢丰隆穴 30 次，力度适中，以出痧为度。

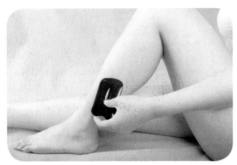

专家解析 用刮痧的手法刮拭劳宫穴、郄门穴、丰隆穴，可清热泻火、健脾化痰。另刮拭背部膀胱经，可疏通身体背部经络气血，清热泻火。

拔罐疗法

拔罐心俞穴

【定位】

位于背部，当第 5 胸椎棘突下，旁开 1.5 寸。

【拔罐】

取口径 1.5 厘米的玻璃罐，用闪火法拔在心俞穴位上，留罐 15 分钟。

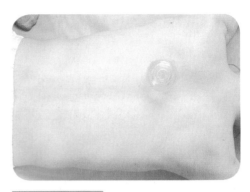

拔罐肝俞穴

【定位】

位于背部，当第 9 胸椎棘突下，旁开 1.5 寸。

【拔罐】

取口径 1.5 厘米的玻璃罐，用闪火法拔在肝俞穴位上，留罐 15 分钟。

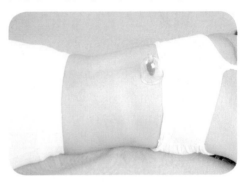

拔罐脾俞穴

【定位】

该穴位于背部，当第 11 胸椎棘突下，旁开 1.5 寸。

【拔罐】

取口径 1.5 厘米的玻璃罐，用闪火法把罐吸拔在脾俞穴上，留罐 15 分钟。

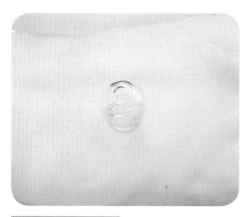

拔罐三焦俞穴

【定位】

该穴位于腰部，当第1腰椎棘突下，左右旁开2指宽处。

【拔罐】

取口径1.5厘米的玻璃罐，用闪火法把罐吸拔在三焦俞穴上，留罐15～20分钟，以皮肤充血为度。

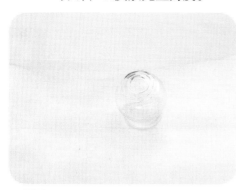

专家解析 用拔罐疗法于此四穴配伍使用，可清心肝火热、健脾和胃、化痰湿，缓解失眠、食欲不振、恶心欲呕等症状。

拔罐足三里穴

【定位】

位于外膝眼下3寸，距胫骨前嵴1横指，当胫骨前肌上。

【拔罐】

取口径1.5厘米的玻璃罐，用闪火法把罐吸拔在足三里穴位上，留罐10分钟。

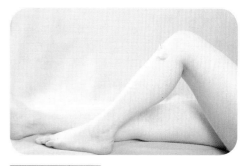

拔罐丰隆穴

【定位】

位于小腿前外侧，外踝尖上8寸，条口穴外，距胫骨前缘二横指（中指）。

【拔罐】

让患者取坐位，将罐吸拔在丰隆穴上，留罐10～15分钟。

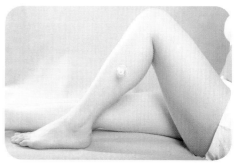

拔罐曲池穴

【定位】

位于肘横纹的外侧端，屈肘时当尺泽与肱骨外上髁连线中。

【拔罐】

把罐吸拔在曲池穴位上，留罐10分钟，拔至皮肤潮红为止。

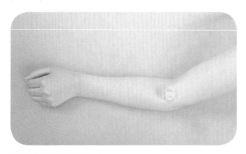

拔罐合谷穴

【定位】

位于手背部位第2掌骨中点，拇指侧。

【拔罐】

把罐吸拔在合谷穴位上，留罐10分钟，拔至皮肤潮红为止。

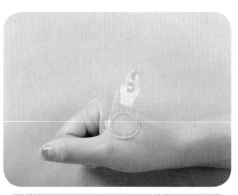

专家解析 足三里穴和胃化湿，丰隆穴健脾化痰，曲池穴与合谷穴清热安神。以上四穴使用拔罐疗法，可清热化痰、健脾和胃，治疗痰热内盛引起的失眠。

第三节　瘀血阻络型失眠

中医辨证

★ 症状表现

入睡困难，易于惊醒，噩梦纷纭，或彻夜不寐，久治不愈，伴有烦躁不安，面部黧黑，肌肤甲错，舌质紫暗，脉来不畅。

★ 证候分析

对于顽固性失眠症，气血失调是重要因素，可分为因瘀致病和因病致瘀两大类。因瘀致病，由血络瘀滞、心脉受阻、心神失养、阳不入阴、神不守舍而致入眠不易、梦中惊魇；因病致瘀，多为顽固性不寐迁延日久、邪气扩散、由气传血、由经入络，此即"久病必瘀"。瘀阻已成，内扰心神，外现血瘀之征象。

★ 治法

活血化瘀。

★ 方药：血府逐瘀汤

【组成】柴胡、生地、牛膝各12克，桔梗、川芎、甘草各6克，枳壳、当归、赤芍药、红花、桃仁各9克。

【用法用量】水煎服。

【方义方解】方中当归、川芎、赤芍药、桃仁、红花活血祛瘀；牛膝破瘀血，导胸中瘀血下行；柴胡疏肝解郁，外达清阳；桔梗、枳壳开胸行气，使气行则血行；生地凉血清热，配当归以养血润燥，使瘀祛而不伤阴血，甘草调和诸药。本方既能疏肝理气，又能活血化瘀，重在调整气血平衡，可使阴阳平通而治失眠，符合《内经》"疏其血气，令其条达，而致平和"之意。王清任称："夜不能睡，用安神养血药治之不效者，此方若神。"

【加减化裁】根据当代名医颜德馨的经验，本方加入磁朱丸、生铁落，名叫活血镇静汤，临床疗效好。

按摩疗法

按揉百会穴

【定位】

该穴位于头部，头顶正中心。

【按摩】

用拇指按压百会穴约30秒，按顺时针方向按揉约1分钟，然后按逆时针方向按揉约1分钟，以局部出现酸、麻、胀感向头部四周放射为佳，每日2～3次。

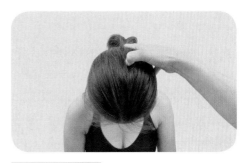

掐按神门穴

【定位】

位于腕部，腕掌侧横纹尺侧端，尺侧腕屈肌腱的桡侧凹陷处。

【按摩】

一手拇指掐住神门穴大约30秒，然后松开5秒，反复操作，直到出现酸、麻、胀感觉为止，左右手交替进行。

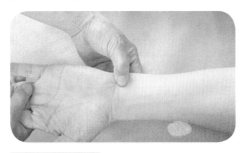

点按内关穴

【定位】

该穴位于前臂掌侧，当曲泽与大陵的连线上，腕横纹上2寸，掌长肌肌腱与桡侧腕屈肌肌腱之间。

【按摩】

用拇指或食指点按内关穴约1分钟，以局部感到酸胀并向腕部和手放射为佳。

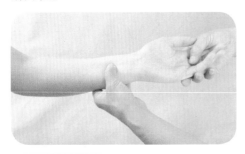

按揉合谷穴

【定位】

该穴位于手背第1、2掌骨间，当第2掌骨桡侧的中点处。

【按摩】

用拇指指腹垂直按压此穴1～2分钟，以局部出现酸、麻、胀感觉为佳。

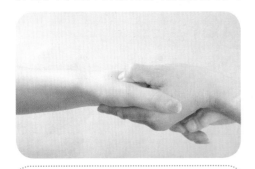

专家解析 神门穴与内关穴可宁心安神，是中医治疗失眠之主穴，百会穴清头目、宁神志，合谷穴通经活络止痛。上四穴合用，可养心安神，通经活络。

按揉足三里穴

【定位】

该穴位于外膝眼下3寸，距胫骨前嵴1横指，当胫骨前肌上。

【按摩】

用拇指按顺时针方向按揉足三里穴约2分钟，然后按逆时针方向按揉约2分钟，以局部出现酸、麻、胀感觉为佳。

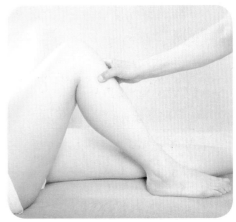

按揉三阴交穴

【定位】

该穴位于小腿内侧，当足内踝尖上3寸，胫骨内侧缘后方。

【按摩】

用拇指按顺时针方向按揉三阴交穴约2分钟，然后按逆时针方向按揉约2分钟，以局部出现酸、麻、胀感觉为佳。

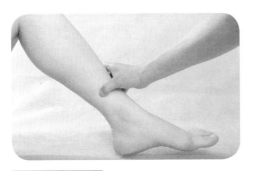

按揉血海穴

【定位】

屈膝，在大腿内侧，髌底内侧端上2寸，当股四头肌内侧头的隆起处。

【按摩】

用拇指指腹按揉血海穴 100 ~ 200 次，力度由轻至重再至轻，手法连贯，至局部有胀痛感即可。

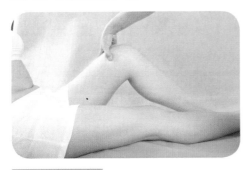

按揉太冲穴

【定位】

位于足背侧，当第 1 跖骨间隙的后方凹陷处。

【按摩】

用拇指指腹按揉此穴 1 ~ 2 分钟，以局部出现酸、麻、胀感觉为佳。

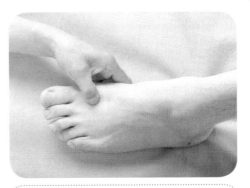

专家解析 足三里穴行气活血，三阴交穴调理肝脾肾、滋阴养血，血海穴活血化瘀，太冲穴疏肝理气化瘀，按摩此四穴，可理气化瘀、疏经活络。

刮痧疗法

刮拭膀胱经

【定位】

该经于背部后正中线旁开1.5寸，第3胸椎棘突下至当第2腰椎棘突下。

【刮拭】

用刮痧板边缘从上向下刮拭两侧背部膀胱经 10 ~ 15 次，至潮红出痧为止。

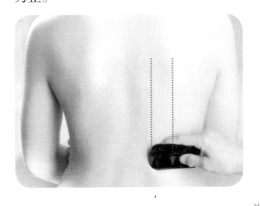

刮拭内关穴

【定位】

位于前臂掌侧，当曲泽与大陵的连线上，腕横纹上2寸，掌长肌肌腱与桡侧腕屈肌肌腱之间。

【刮拭】

以面刮法刮拭上肢腕部内关穴，以出痧为度。

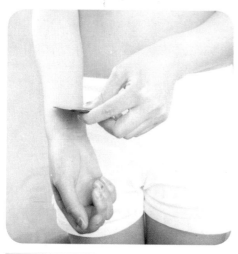

刮拭郄门穴

【定位】

位于前臂掌侧，当曲泽穴与大陵穴的连线上，腕横纹上5寸。

【刮拭】

以面刮法刮拭上肢腕部郄门穴30次，力度微重，以出痧为度。

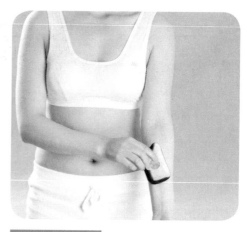

刮拭膻中穴

【定位】

位于胸部前正中线上，两乳头连线的中点。

【刮拭】

以角刮法刮拭膻中穴，潮红出痧即可。

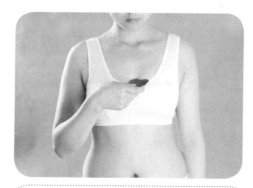

专家解析 刮拭郄门穴可宁心安神、理气活血，内关穴可养心安神，膻中穴可活血化瘀，加之刮拭整条膀胱经，疏通背部经络气血，对瘀血内阻引起的失眠有很好的疗效。

第四节　心脾两虚型失眠

中医辨证

★ 症状表现

多梦易醒，心悸健忘，神疲食少，头晕目眩，伴有四肢倦怠、面色少华、舌淡苔薄、脉细无力。

★ 证候分析

由于心脾两虚，营血不足，不能奉养心神，致使心神不安，而生失眠、多梦、醒后不易入睡；血虚不能上荣于面，所以面色少华而萎黄；心悸、心慌、神疲、乏力均为气血不足之象；脾气虚则饮食无味，脾不健运则食后腹胀，胃气虚弱则不思饮食，或饮食减少；舌淡、脉缓弱，均为气虚、血少之征。本型病人多为劳心过度、伤心耗血，或妇女崩漏日久、产后失血，病人体衰或行大手术后以及年老气虚血少等，引起气血不足，无以奉养心神而致不寐。有的病人则饮食劳倦伤及脾胃，胃气不和，脾阳不运，食少纳呆，气血化生来源不足，无以养心，而致心脾两虚。正如《景岳全书·不寐》中说："无邪而不寐者，必营血之不足，营主血，血虚则无以养心，心虚则神不守舍。"因而辨证施治时，必须将以上病机及辨证要点结合起来，辨证方能更加准确。

★ 治法

补益心脾，养心安神。

★ 方药：归脾汤

【组成】党参30克，酸枣仁、黄芪各18克，当归、龙眼肉各12克，白术9克，木香、陈皮各6克，茯神、远志各15克。

【用法用量】加生姜、大枣，水煎服。

【方义方解】方用人参、白术、黄芪、甘草益气健脾；当归补血；远志、酸枣仁、茯神、龙眼肉补心益脾，安神定志；木香行气健脾，使全方补而不滞。共奏补益心脾、养血安神之功效。

【加减化裁】若心血不足，加熟地、芍药、阿胶以养心血；失眠较重，加五味子、柏子仁有助养心宁神，或加夜交藤、合欢皮、龙骨、牡蛎以镇静安神。若脘闷、纳呆、苔腻，加半夏、陈皮、茯苓、厚朴以健脾理气化痰。

若产后虚烦不寐，形体消瘦，面色㿠白，易疲劳，舌淡，脉细弱，或老人夜寐早醒而无虚烦之证，多属气血不足，治宜养血安神，亦可用归脾汤合酸枣仁汤。

按摩疗法

按揉百会穴

【定位】

该穴位于头部，头顶正中心。

【按摩】

用拇指按压百会穴约 30 秒，按顺时针方向按揉约 1 分钟，然后按逆时针方向按揉约 1 分钟，以局部出现酸、麻、胀感向头部四周放射为佳，每日 2～3 次。

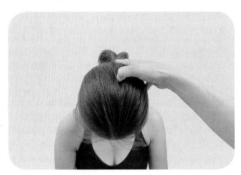

掐按神门穴

【定位】

位于腕部腕掌侧横纹尺侧端，尺侧腕屈肌腱的桡侧凹陷处。

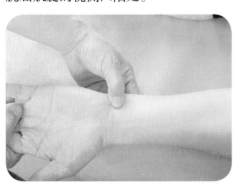

【按摩】

一手拇指掐住神门穴大约 30 秒，然后松开 5 秒，反复操作，直到出现酸、麻、胀感觉为止，左右手交替进行。

点按内关穴

【定位】

该穴位于前臂掌侧，当曲泽与大陵的连线上，腕横纹上 2 寸，掌长肌肌腱与桡侧腕屈肌肌腱之间。

【按摩】

用拇指或食指点按内关穴约 1 分钟，以局部感到酸胀并向腕部和手放射为佳。

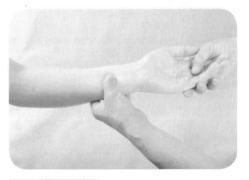

按揉心俞穴

【定位】

该穴位于背部，当第 5 胸椎棘突下，旁开 1.5 寸。

【按摩】

用两手拇指指腹按顺时针方向按揉心俞穴约 2 分钟，然后按逆时针方向按揉约 2 分钟，以局部出现酸、麻、胀感觉为佳。

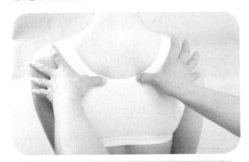

> **专家解析** 神门穴与内关穴可宁心安神，百会穴可清头目、宁神志，心俞穴可补心安神。按摩此四穴，可养心安神，治疗失眠。

按揉脾俞穴

【定位】

该穴位于背部，当第 11 胸椎棘突下，旁开 1.5 寸。

【按摩】

被按摩者俯卧，按摩者用两手拇指按在脾俞穴上，其余四指附着在肋骨上，按揉约 2 分钟；或捏空拳揉擦脾俞穴 30～50 次，擦至局部有热感为佳。

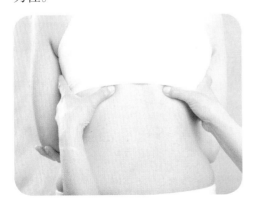

按揉三阴交穴

【定位】

该穴位于小腿内侧，当足内踝尖上 3 寸，胫骨内侧缘后方。

【按摩】

用拇指按顺时针方向按揉三阴交穴约 2 分钟，然后按逆时针方向按揉约 2 分钟，以局部出现酸、麻、胀感觉为佳。

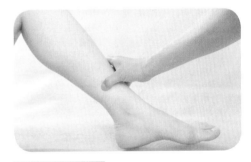

按揉气海穴

【定位】

该穴位于下腹部前正中线上，当脐中下 1.5 寸。

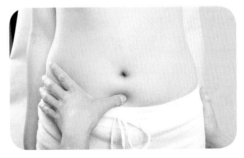

【按摩】

用拇指按顺时针方向按揉气海穴约 1～2 分钟，然后按逆时针方向按揉约2分钟，以局部出现酸、麻、胀感觉为佳。

按揉太阳穴

【定位】

该穴位于耳郭前面，前额两侧外眼角延长线的上方，由眉梢到耳朵之间大约1/3的地方，用手触摸最凹陷处就是太阳穴。

【按摩】

两手中指同时用力，按顺时针方向按揉太阳穴约2分钟，然后按逆时针方向按揉约2分钟，以局部出现酸、麻、胀感觉为佳。

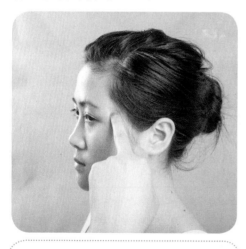

专家解析 按摩脾俞穴可补脾和胃，三阴交穴可益气养血，气海穴可补益气血，太阳穴可安神止眩晕。此四穴配伍可益气养血、养心安神，对心脾两虚引起的失眠有很好的疗效。

艾灸疗法

灸百会穴

【定位】

该穴位于头部，头顶正中心。

【艾灸】

艾条温和灸灸百会穴，灸3～5分钟，每日灸1次。

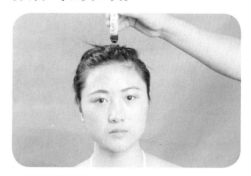

灸神门穴

【定位】

位于腕部，腕掌侧横纹尺侧端，尺侧腕屈肌腱的桡侧凹陷处。

【艾灸】

艾条温和灸灸神门穴5～15分钟，灸至局部红晕温热为度，每日1次。

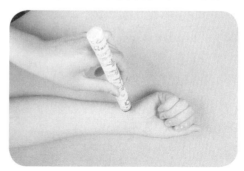

灸内关穴

【定位】

位于前臂掌侧，当曲泽与大陵的连线上，腕横纹上2寸，掌长肌腱与桡侧腕屈肌腱之间。

【艾灸】

艾条温和灸灸内关穴5～10分钟，灸至局部红晕温热为度，每日1次。

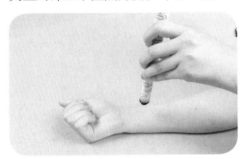

灸心俞穴

【定位】

该穴位于背部，当第5胸椎棘突下，旁开1.5寸。

【艾灸】

艾条温和灸灸心俞穴5～10分钟，灸至局部红晕温热为度，每日1次。

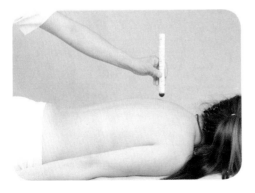

专家解析 艾灸以上四穴，具有温通心脾经络、健脾和胃、养血安神的功效，还可缓解脾虚引起的腹胀、腹泻等症状。

刮痧疗法

刮拭脾俞穴

【定位】

位于背部，当第11胸椎棘突下，旁开1.5寸。

【刮拭】

以面刮法刮拭脾俞穴3～5分钟，以皮肤出痧为度。

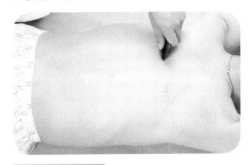

刮拭心俞穴

【定位】

位于背部，当第5胸椎棘突下，旁开1.5寸。

【刮拭】

用面刮法刮拭背部心俞穴3～5分钟，力度略重，以皮肤出痧为止。

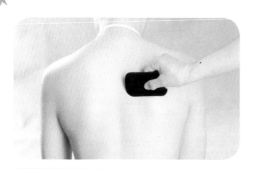

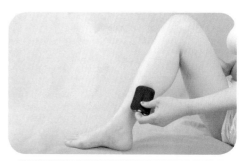

刮拭神门穴

【定位】

位于腕部，腕掌侧横纹尺侧端，尺侧腕屈肌腱的桡侧凹陷处。

【刮拭】

以角刮法刮拭神门穴 3～5 分钟，以皮肤微微出痧为度。

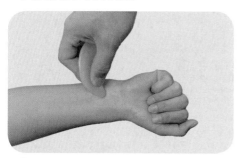

刮拭三阴交穴

【定位】

位于小腿内侧，当足内踝尖上 3 寸胫骨内侧缘后方。

【刮拭】

以面刮法从上向下刮拭三阴交穴 3～5 分钟，以局部皮肤发红发热或出痧为度。

专家解析 脾俞、三阴交健脾益气养血，心俞、神门养心安神定悸。四穴配伍刮痧，对心脾两虚型失眠有很好的治疗效果。

拔罐疗法

拔罐心俞穴

【定位】

位于背部，当第 5 胸椎棘突下，旁开 1.5 寸。

【拔罐】

取口径 1.5 厘米的玻璃罐，用闪火法拔在心俞穴位上，留罐 10 分钟。

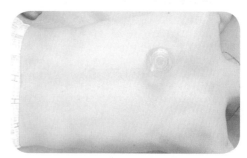

拔罐脾俞穴

【定位】

该穴位于背部，当第11胸椎棘突下，旁开1.5寸。

【拔罐】

取口径1.5厘米的玻璃罐，用闪火法把罐吸拔在脾俞穴上，留罐10分钟。

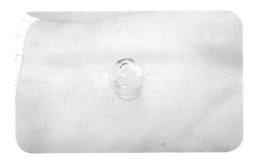

拔罐三阴交穴

【定位】

位于小腿内侧，当足内踝尖上3寸胫骨内侧缘后方。

【拔罐】

取口径1.5厘米的玻璃罐，用闪火法把罐吸拔在三阴交穴上，留罐10分钟。

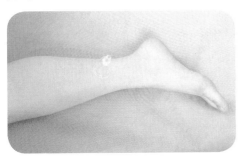

拔罐足三里穴

【定位】

位于外膝眼下3寸，距胫骨前嵴1横指，当胫骨前肌上。

【拔罐】

取口径1.5厘米的玻璃罐，用闪火法把罐吸拔在足三里穴位上，留罐10分钟。

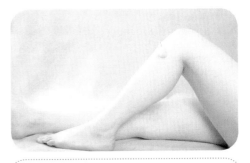

专家解析 第二天再拔另一侧穴位，每天1次，两侧穴位交替进行。10天1疗程。四穴配伍拔罐，有补益心脾、宁心安神之效，对心脾两虚型失眠有很好的治疗效果。

第五节　阴虚火旺型失眠

中医辨证

★ 症状表现

心烦不寐，心悸不安，腰酸足软，伴头晕、耳鸣、健忘、遗精、口干津少、五心烦热、舌红少苔、脉细而数。

★ 证候分析

心阴不足，阴虚内热，心神为热所扰，所以心烦、失眠、手足心发热；阴虚津液不能内守，所以盗汗；心阴不足，则虚火上炎，所以口渴、咽干、口舌糜烂；舌质红，脉象细数，为阴虚火旺之征，舌尖红为心火内炽之象。在临症之时，要对症状出现的病机做全面分析。心烦不寐、心悸不安等症，是由于肾阴不足，不能上交于心，心肝火旺、虚热扰神所致。肾精亏耗、髓海空虚，故还常伴有头晕耳鸣、健忘等症。而其他症状则为阴虚火旺之共症。

★ 治法

滋阴降火，清心安神。

★ 方药：六味地黄丸合黄连阿胶汤

【组成】六味地黄丸，黄连6克，黄芩、白芍、阿胶各10克，鸡子黄1个。

【用法用量】黄连、阿胶汤水煎服。

【方义方解】六味地黄丸滋补肾阴；黄连、黄芩直折心火；白芍、阿胶、鸡子黄滋养阴血。两方共奏滋阴降火之效。

【加减化裁】若心烦心悸、梦遗失精，可加肉桂引火归原，与黄连共用即为交泰丸以交通心肾，则心神可安。

按摩疗法

按揉百会穴

【定位】

该穴位于头顶正中心。

【按摩】

用拇指按压百会穴约30秒，按顺时针方向按揉约1分钟，然后按逆时针方向按揉约1分钟，以局部出现酸、麻、胀感向头部四周放射为佳，每日2～3次。

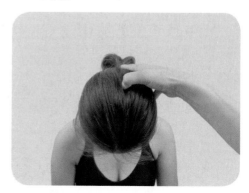

按揉通里穴

【定位】

位于前臂掌侧，当尺侧腕屈肌腱的桡侧缘，腕横纹上1寸。

【按摩】

用手拇指端和其余四指相对，捏拿患者左右侧通里穴各20～30次。

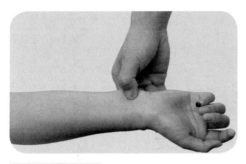

点按大陵穴

【定位】

该穴位于腕横纹上，屈曲腕关节时，手臂内侧正中紧张肌腱的内侧。

【按摩】

用拇指点按大陵穴约1分钟，顺时针方向和逆时针方向按揉1分钟，以有酸胀感为佳。

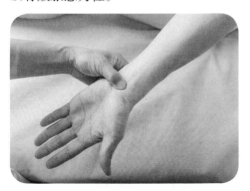

点按内关穴

【定位】

该穴位于前臂掌侧，当曲泽与大陵的连线上，腕横纹上2寸，掌长肌肌腱与桡侧腕屈肌肌腱之间。

【按摩】

用拇指点按内关穴100～200次。

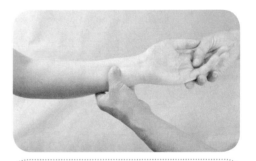

专家解析 通里穴清热安神，大陵穴清心宁神，百会穴清头目、宁神志，内关穴宁心安神。按摩以上四穴，可清心阴虚热，兼宁神安眠。

按揉心俞穴

【定位】

该穴位于背部，当第5胸椎棘突下，旁开1.5寸。

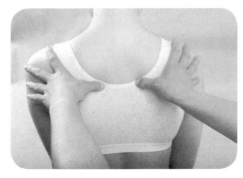

【按摩】

用两手拇指指腹按顺时针方向按揉心俞穴约2分钟,然后按逆时针方向按揉约2分钟,以局部出现酸、麻、胀感觉为佳。

按揉肾俞穴

【定位】

该穴位于腰部,当第2腰椎棘突下,旁开1.5寸。

【按摩】

用双手拇指按压肾俞穴1～2分钟,再按顺时针方向按揉约1分钟,然后按逆时针方向按揉约1分钟,以局部出现酸、麻、胀感觉为佳。

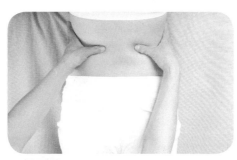

按揉三阴交穴

【定位】

该穴位于小腿内侧,当足内踝尖上3寸胫骨内侧缘后方。

【按摩】

用拇指按顺时针方向按揉三阴交穴约2分钟,然后按逆时针方向按揉

约2分钟,以局部出现酸、麻、胀感觉为佳。

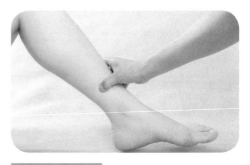

按揉涌泉穴

【定位】

位于足底部,卷足时足前部凹陷处,约当第2、3趾缝纹头端与足跟连线的前1/3与后2/3交点上。

【按摩】

用两大拇指从足跟向足尖搓涌泉穴约1分钟,然后按揉约1分钟。

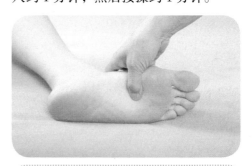

专家解析 按摩心俞穴可清心宁神,肾俞穴可滋阴益肾,三阴交穴可滋阴益脾肾,涌泉穴可滋阴降火。四穴合用,具有滋阴降火、养心安神的功效。

艾灸疗法

灸神门穴

【定位】

位于腕部，腕掌侧横纹尺侧端，尺侧腕屈肌腱的桡侧凹陷处。

【艾灸】

艾条温和灸灸神门穴 15 分钟，灸至局部红晕温热为度，每日 1 次。

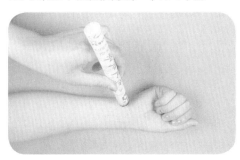

灸太溪穴

【定位】

该穴位于足内侧，内踝后方与脚跟骨筋腱之间的凹陷处。

【艾灸】

艾条温和灸灸太溪穴 15 分钟，灸至局部红晕温热为度，每日 1 次。

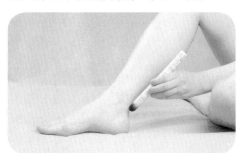

灸三阴交穴

【定位】

该穴位于小腿内侧，当足内踝尖上 3 寸胫骨内侧缘后方。

【艾灸】

艾条温和灸灸三阴交穴 15 分钟，灸至局部红晕温热为度，每日 1 次。

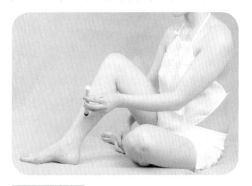

灸大陵穴

【定位】

位于腕掌横纹的中点处，当掌长肌腱与桡侧腕屈肌腱之间。

【艾灸】

艾条温和灸灸大陵穴 15 分钟，灸至局部红晕温热为度，每日 1 次。

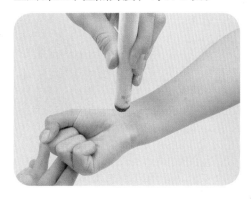

专家解析 10次为1个疗程，精神紧张或身体劳累时可以灸1或2个疗程。神门穴养心安神，太溪穴滋阴补肾，三阴交穴补益肝肾，大陵穴安神宽胸。四穴配伍，对阴虚火旺型失眠有较好的疗效。

刮痧疗法

刮拭肾俞穴

【定位】

位于腰部，当第2腰椎棘突下，旁开1.5寸。

【刮拭】

以面刮法从上向下刮拭肾俞穴15次，以出痧为度。

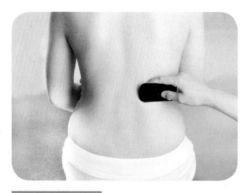

刮拭内关穴

【定位】

位于前臂掌侧，当曲泽与大陵的连线上，腕横纹上2寸，掌长肌肌腱与桡侧腕屈肌肌腱之间。

【刮拭】

以面刮法刮拭上肢腕部内关穴30次，以出痧为度。

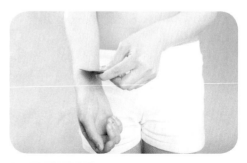

刮拭心俞穴

【定位】

位于背部，当第5胸椎棘突下，旁开1.5寸。

【刮拭】

用面刮法刮拭背部心俞穴30次，力度略重，以皮肤出痧为止。

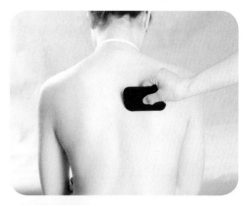

刮拭关元穴

【定位】

该穴位于脐中下3寸腹中线上，仰卧取穴。

【刮拭】

以面刮法刮拭关元穴 30 次，力度适中，以出痧为度。

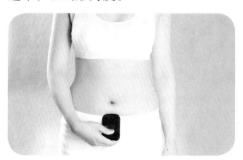

专家解析 用刮痧疗法刮拭以上四穴，具有清虚热、宁神志、扶正去邪的功效，对于心肾阴虚引起的失眠有很好的疗效。

第六节　心胆气虚型失眠

中医辨证

★ 症状表现

心烦不寐，多梦易醒，胆怯心悸，触事易惊，伴有气短自汗，倦怠乏力，舌淡，脉弦细。

★ 证候分析

心虚则心神不安，胆虚则善惊易恐，故多梦易醒，心悸善惊；气短倦怠，小便清长为气虚之象；舌淡、脉弦细均为气血不足之表现。

★ 治法

益气镇惊，安神定志。

★ 方药：酸枣仁汤

【组成】酸枣仁(炒)15 克，甘草3 克，知母、茯苓、川芎各 6 克。

【用法用量】水煎，分 3 次温服。

【方义方解】方中重用酸枣仁为君，以其甘酸质润，入心、肝之经，养血补肝、宁心安神。茯苓宁心安神；知母苦寒质润，滋阴润燥，清热除烦，共为臣药。与君药相伍，以助安神除烦之功。佐以川芎之辛散，调肝血而疏肝气，与大量之酸枣仁相伍，辛散与酸收并用，补血与行血结合，具有养血调肝之妙。甘草和中缓急，调和诸药为使。

【加减化裁】血虚甚而头目眩晕重者，加当归；白芍、枸杞子增强养血补肝之功；虚火重而咽干口燥甚者，加麦冬、生地黄以养阴清热；若寐而易惊，加龙齿、珍珠母镇惊安神；兼见盗汗，加五味子、牡蛎安神敛汗。

按摩疗法

按揉四神聪穴

【定位】

位于头顶部，当百会前后左右各1寸，共四穴。

【按摩】

用双手的食指、中指同时点揉四神聪穴，每穴点揉2分钟，以局部有酸胀感为佳。

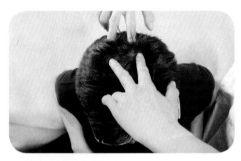

掐按神门穴

【定位】

位于腕部，腕掌侧横纹尺侧端，尺侧腕屈肌腱的桡侧凹陷处。

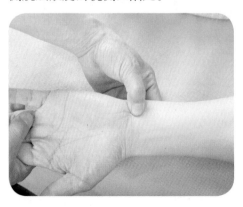

【按摩】

一手拇指掐住神门穴大约30秒，然后松开5秒，反复操作，直到出现酸、麻、胀感觉为止。

点按内关穴

【定位】

该穴位于前臂掌侧，当曲泽与大陵的连线上，腕横纹上2寸，掌长肌肌腱与桡侧腕屈肌肌腱之间。

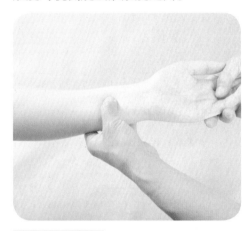

按揉心俞穴

【定位】

该穴位于背部，当第5胸椎棘突下，旁开1.5寸。

【按摩】

用两手拇指指腹按顺时针方向按揉心俞穴约2分钟，然后按逆时针方向按揉约2分钟，以局部出现酸、麻、胀感觉为佳。

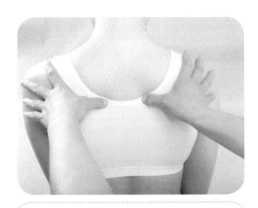

专家解析　按摩四聪穴可疏通头部经络气血、清头目，按揉神门穴、内关穴可宁心安神，按揉心俞穴可补益心气、助胆志。

按揉肝俞穴

【定位】

位于背部，当第9胸椎棘突下，旁开1.5寸。

【按摩】

用两手拇指指腹按顺时针方向按揉肝俞穴约2分钟，然后按逆时针方向按揉约2分钟，以局部出现酸、麻、胀感觉为佳。

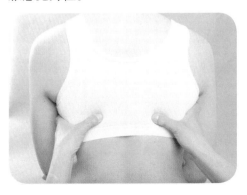

按揉胆俞穴

【定位】

位于背部，当第10胸椎棘突下，旁开1.5寸。

【按摩】

用食指中指指腹按揉胆俞穴约2分钟，然后按逆时针方向按揉约2分钟，以局部出现酸、麻、胀感觉为佳。

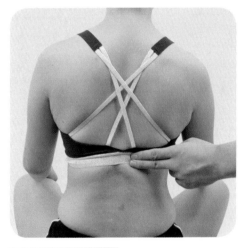

按揉三阴交穴

【定位】

该穴位于小腿内侧，当足内踝尖上3寸胫骨内侧缘后方。

【按摩】

用拇指按顺时针方向按揉三阴交穴约2分钟，然后按逆时针方向按揉约2分钟，以局部出现酸、麻、胀感觉为佳。

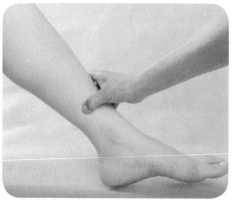

按揉太冲穴

【定位】

位于足背侧，当第1跖骨间隙的后方凹陷处。

【按摩】

用拇指指腹按揉此穴1～2分钟，以局部出现酸、麻、胀感觉为佳。

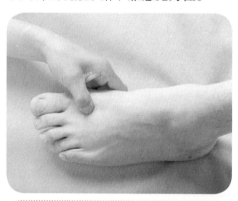

专家解析　按揉肝俞穴、胆俞穴可壮肝胆气魄，按揉三阴交穴可滋阴养血，按揉太冲穴可疏肝养血益胆。此四穴配伍，具有益气镇惊、安神定志的功效。

艾灸疗法

灸心俞穴

【定位】

该穴位于背部，当第5胸椎棘突下，旁开1.5寸。

【艾灸】

艾条温和灸灸心俞穴5～10分钟，灸至局部红晕温热为度，每日1次。

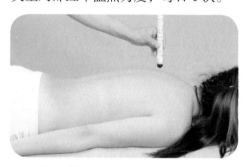

灸胆俞穴

【定位】

位于背部，当第10胸椎棘突下，旁开1.5寸。

【艾灸】

艾条温和灸灸胆俞穴5～10分钟，灸至局部红晕温热为度，每日1次。

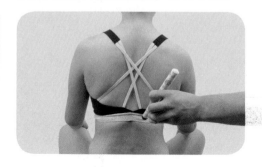

灸三阴交穴

【定位】

该穴位于小腿内侧，当足内踝尖上3寸胫骨内侧缘后方。

【艾灸】

艾条温和灸灸三阴交穴15分钟，灸至局部红晕温热为度，每日1次。

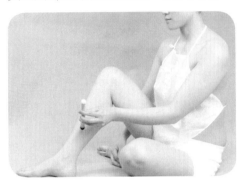

灸气海穴

【定位】

该穴位于下腹部，前正中线上，当脐中下1.5寸。

【艾灸】

艾条温和灸灸气海穴15分钟，灸至局部红晕温热为度，每日1次。

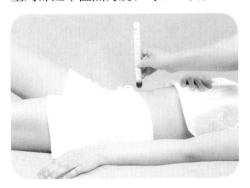

> **专家解析** 艾灸心俞穴与胆俞穴，可补心壮胆、镇惊安神；艾灸三阴交穴滋阴养血，艾灸气海穴可益气助阳。此四穴配五，具有补心壮胆、安神定志的功效。

刮痧疗法

刮拭内关穴

【定位】

位于前臂掌侧，当曲泽与大陵的连线上，腕横纹上2寸，掌长肌肌腱与桡侧腕屈肌肌腱之间。

【刮拭】

以面刮法刮拭上肢腕部内关穴，以出痧为度。

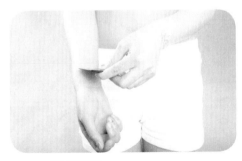

刮拭百会穴

【定位】

位于头部，当前发际正中直上5寸，或两耳尖连线的中点处。

【刮拭】

以单角刮法刮拭头部百会穴，当

有酸胀感时停 5 ~ 10 秒后提起，反复十余次。

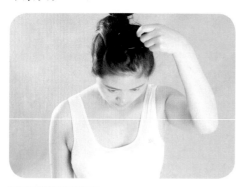

刮拭胆俞穴

【定位】

位于背部，当第 10 胸椎棘突下，旁开 1.5 寸。

【刮拭】

用刮痧板边缘从上而下刮拭胆俞穴 10 ~ 15 次，以出痧为度。

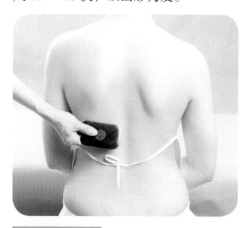

刮拭心俞穴

【定位】

位于背部，当第 5 胸椎棘突下，旁开 1.5 寸。

【刮拭】

用面刮法刮拭背部心俞穴 10 ~ 15 次，力度略重，以皮肤出痧为止。

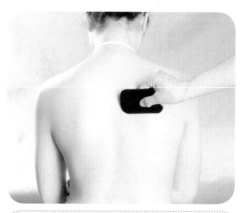

专家解析　用刮痧疗法刮拭以上四穴，具有补心壮胆、养心安神的功效，与心胆气虚引起的失眠对症。

拔罐疗法

拔罐心俞穴

【定位】

位于背部，当第 5 胸椎棘突下，旁开 1.5 寸。

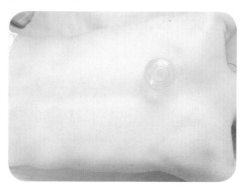

【拔罐】

先用三棱针在同一侧心俞穴点刺 3 下，然后取口径 1.5 厘米的玻璃罐，用闪火法拔在点刺穴位上 5 分钟。

拔罐肝俞穴

【定位】

位于背部，当第 9 胸椎棘突下，旁开 1.5 寸。

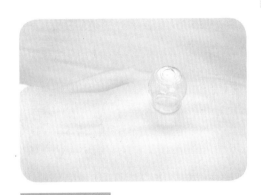

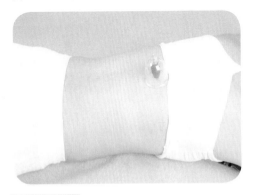

【拔罐】

先用三棱针在同一侧肝俞穴点刺 3 下，然后取口径 1.5 厘米的玻璃罐，用闪火法拔在点刺穴位上 5 分钟。

拔罐胆俞穴

【定位】

位于背部，当第 10 胸椎棘突下，旁开 1.5 寸。

【拔罐】

先用三棱针在同一侧胆俞穴点刺 3 下，然后取口径 1.5 厘米的玻璃罐，用闪火法拔在点刺穴位上 5 分钟。

拔罐神道穴

【定位】

位于背部当后正中线上，第 5 胸椎棘突下凹陷中。

【拔罐】

取口径 1.5 厘米的玻璃罐，用闪火法把罐吸拔在神道穴上，留罐 10 分钟。

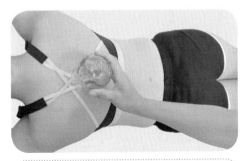

专家解析 拔罐此四穴，具有补心壮胆、宁神定志、温通经络的作用，可治疗由心胆气虚引起的失眠、心神不安、易惊醒的症状。

第七节 胃气失和型失眠

中医辨证

★ 症状表现

不寐，脘腹胀满，胸闷嗳气，嗳腐吞酸，或见恶心呕吐、大便不爽、舌苔腻、脉滑。

★ 证候分析

饮食不节，胃有食滞未化，胃气不和，升降失调，故脘腹胀痛、恶心、呕吐、嗳腐吞酸以致不能安睡，即所谓"胃不和则卧不安"；热结大肠，大便秘结，腑气不通，所以腹胀、腹痛；舌苔黄腻或黄燥，脉弦滑或滑数，均系胃肠积热的征象。本型失眠属实证，定位在胃，特点是胃气失和，夜卧不安。

★ 治法

和胃化滞，宁心安神。

★ 方药：保和丸

【组成】神曲、半夏、陈皮、莱菔子各10克，山楂、茯苓各15克，连翘20克。

【方义方解】方中山楂善消肉食油腻之积；神曲消食健脾，能化酒食陈腐之积；莱菔子消食下气，可消麦面痰气之积；半夏、陈皮行气化滞，和胃止呕；茯苓健脾利水，和中止泻；连翘散结而清热，用麦芽汤送下，以增强消食之力。食消胃和则夜卧安宁。

【加减化裁】便秘者，可加用熟大黄6克，芒硝10克；呕吐及恶心者，加黄连、紫苏叶各6克；腹胀、腹痛者，加厚朴、元胡各10克，陈皮可用至20克。重证者用调胃承气汤（大黄、芒硝、生甘草），胃气和、腑气即通而止，不可久服。如积滞已消，而胃气未和者，仍不能入睡，可用半夏秫米汤（半夏、秫米），以和胃气。

按摩疗法

点按内关穴

【定位】

该穴位于前臂掌侧，当曲泽与大陵的连线上，腕横纹上2寸，掌长肌肌腱与桡侧腕屈肌肌腱之间。

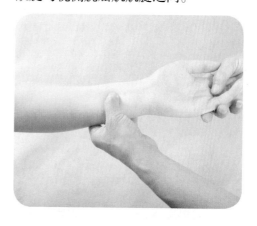

【按摩】

按摩者左手托着被按摩者的前臂，右手拇指或食指点按内关穴约1分钟，以局部感到酸胀并向腕部和手放射为佳。

按揉天枢穴

【定位】

该穴位于腹中部，平脐中，距脐中2寸。

【按摩】

被按摩者仰卧，按摩者用拇指指腹按压天枢穴约30秒，然后按顺时针方向按揉约2分钟，以局部出现酸、麻、胀感觉为佳。

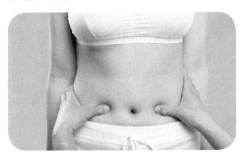

按揉中脘穴

【定位】

该穴位于上腹部，前正中线上，当脐中上4寸。

【按摩】

用拇指或中指指腹按压中脘穴约30秒，然后按顺时针方向按揉约2分钟，以局部出现酸、麻、胀感觉为佳。

每天1次，10次为1个疗程。

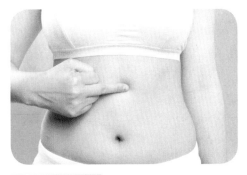

按揉脾俞穴

【定位】

该穴位于背部，当第11胸椎棘突下，旁开1.5寸。

【按摩】

按摩者用两手拇指按在脾俞穴上，其余四指附着在肋骨上，按揉约2分钟；或捏空拳揉擦脾俞穴30～50次，擦至局部有热感为佳。

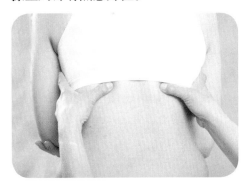

专家解析　内关理气止痛，天枢穴理气行滞，中脘穴清热化痰、和胃安神，脾俞穴健脾和胃。按揉此四穴可理气安神，对胃气失和型失眠有较好的疗效。

艾灸疗法

灸中脘穴

【定位】

该穴位于上腹部前正中线上，当脐中上4寸。

【艾灸】

艾条温和灸灸中脘穴15分钟，灸至局部红晕温热为度，每日1次。

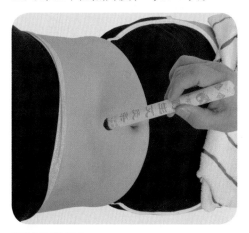

灸丰隆穴

【定位】

该穴位于小腿前外侧，外踝尖上8寸条口穴外，距胫骨前缘二横指（中指）。

【艾灸】

艾条温和灸灸丰隆穴15分钟，灸至局部红晕温热为度，每日1次。

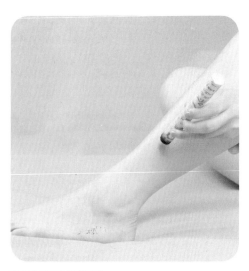

灸足三里穴

【定位】

该穴位于外膝眼下3寸，距胫骨前嵴1横指，当胫骨前肌上。

【艾灸】

艾条温和灸灸足三里穴15分钟，灸至局部红晕温热为度，每日1次。

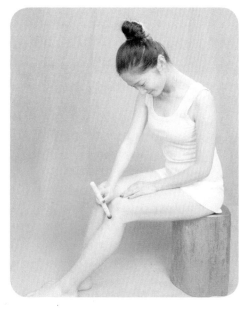

灸公孙穴

【定位】

该穴位于足内侧缘第1跖骨基底部的前下方赤白肉际处。

【艾灸】

艾条温和灸灸公孙穴15分钟，灸至局部红晕温热为度，每日1次。

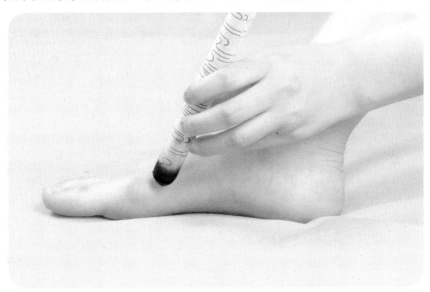

> **专家解析** 灸至腹部不适感消失、大便正常后再巩固灸5~7次。中脘穴是胃经募穴，和胃健脾；丰隆穴可清热化痰；足三里燥化脾湿、生发胃气；配合公孙穴进行艾灸治疗，对胃气失和型失眠有较好的疗效。